Fuchs, Freys, Fein, Thiede (Hrsg.) ■ Laparoskopische Antirefluxchirurgie

Laparoskopische Antirefluxchirurgie

Herausgegeben von
Karl-Hermann Fuchs, Stephan M. Freys,
Martin Fein und Arnulf Thiede

Mit Beiträgen von

Tom R. DeMeester, Martin Fein, Stefan M. Freys,
Karl-Hermann Fuchs, Jörn Maroske, Joachim Mössner,
Marco Sailer, Tammo von Schrenck, Arnulf Thiede,
Harald Tigges, Gabor Varga

KADEN

Dr. Reinhard Kaden Verlag Heidelberg

Herausgeber

Prof. Dr. med. Karl-Hermann Fuchs
Dr. Dr. med. Martin Fein
Prof. Dr. med. Arnulf Thiede
Chirurgische Universitätsklinik und -Poliklinik
Josef-Schneider-Straße 2
97080 Würzburg

Prof. Dr. med. Stephan M. Freys
Chirurgische Klinik
DIAKO – Evangelisches Diakonie-Krankenhaus
Gröpelinger Heerstraße 406–408
28239 Bremen

Bibliografische Information der Deutschen Bibliothek

Die Deutsche Bibliothek verzeichnet diese Publikation in der deutschen Nationalbibliografie; detaillierte bibliografische Daten sind im Internet über http://www.dnb.ddb.de abrufbar.

Satzherstellung: Ch. Molter, Kaden Verlag, 69115 Heidelberg
Druck und Verarbeitung: Heidelberger Reprographie, 69214 Eppelheim

ISBN 3-922777-46-5

Vorwort

Die laparoskopische Antireflux-Operation ist 10 Jahre alt, nachdem sie 1991 von Bernard Dallemagne erstmals in Liège, Belgien, durchgeführt wurde. In diesem recht kurzen Zeitraum hat sie die offene Technik als Routineverfahren praktisch in den meisten Zentren verdrängt. Folgt man Prognosen der US-amerikanischen Szene, so werden für das Jahr 2002 bis zu 50000 Eingriffe dieser Art in den USA erwartet.

Trotzdem sollte man mit dem Einsatz dieser Technik umsichtig und kritisch umgehen, denn es gibt mehrere wichtige Gründe für eine strenge Indikationsstellung wie z. B. die effektive Therapie mit Protonenpumpeninhibitoren, die möglichen, wenn auch seltenen intra- und postoperativen Komplikationen und Langzeit-Nebenwirkungen der Operation. Dieses Buch bietet eine Übersicht über die Erkrankung und die populärsten Eingriffe in der laparoskopischen Technik für die gastroösophageale Refluxkrankheit. Technische Einzelheiten des Operationsablaufes und der aktuelle Literaturstand sind bearbeitet. Das Buch kann somit als Einführung in das Thema dienen, Hilfe bei technischen Fragen geben und als Auffrischung des gegenwärtigen Kenntnisstandes zu der Erkrankung und ihrer Therapie verwendet werden.

Für die Zusammenstellung dieses Buches bedanke ich mich bei allen Beteiligten, insbesondere bei den Mitarbeitern der Arbeitsgruppe, die nicht nur die Kapitel dieses Buches bearbeitet haben, sondern auch viele Patienten untersucht und betreut haben, sowie bei den Herren Professoren DeMeester, Mössner und von Schrenck für die Bereitstellung ihrer Manuskripte. Das Projekt wäre nicht möglich gewesen ohne die Unterstützung der beteiligten Firmen. Darüber hinaus gilt der Dank dem Kaden-Verlag für die Herstellung des Buches.

Würzburg, im Sommer 2002

Karl-Hermann Fuchs

Autoren

Tom R. DeMeester, M.D.
Professor of Surgery and Chairman
Department of Surgery,
University of Southern California
Los Angeles, USA

Prof. Dr. med. Joachim Mössner
Medizinische Klinik und Poliklinik II
Zentrum für Innere Medizin der
Universität Leipzig
Philipp-Rosenthal-Straße 27
04103 Leipzig

Prof. Dr. med. Tammo von Schrenck
Arbeitsgruppe Gastroenterologische
Funktionsdiagnostik
Medizinische Kernklinik und Poliklinik
Universitätsklinikum Hamburg-Eppendorf
Martinistraße 52
20246 Hamburg

Prof. Dr. med. Stefan M. Freys
Chirurgische Klinik
DIAKO – Evangelisches
Diakonie-Krankenhaus
Gröpelinger Heerstraße 406–408
28239 Bremen

Priv.-Doz. Dr. Dr. med. Martin Fein
Prof. Dr. med. Karl-Hermann Fuchs
Dr. med. Jörn Maroske
Priv.-Doz. Dr. med. Marco Sailer
Prof. Dr. med. Arnulf Thiede
Dr. med. Harald Tigges
Dr. med. Gabor Varga

Chirurgische Universitätsklinik und Poliklinik
Josef-Schneider-Straße 2
97080 Würzburg

Inhalt

Historische Entwicklung der chirurgischen Verfahren zur Behandlung der gastroösophagealen Refluxkrankheit

Tom R. DeMeester

Die Geschichte der Antirefluxchirurgie beginnt mit persönlichen Mitteilungen über Einzelfallberichte gegen Ende des letzten Jahrhunderts. Harrington berichtet in einem Kapitel über Zwerchfellhernien im Jahre 1928, das Naumann 1888 bereits einen Patienten mit Zwerchfellhernie operierte [17]. Zu Beginn des 20. Jahrhunderts wurde dann die operative Korrektur einer Hiatushernie in einigen Kliniken durchgeführt. Mit der Zeit entwickelte sich ein besseres Verständnis für die sogenannte symptomatische Hiatushernie und in den 30er Jahren konnten bereits Erfahrungen über größere Patientenkollektive berichtet werden [18]. Aufgrund dieser Erkenntnisse und aufgrund der Tatsache, daß bei symptomatischen Patienten die einzige Untersuchungsmöglichkeit die radiographische Darstellung der Hernie war, konzentrieren sich die diagnostischen und therapeutischen Bemühungen auf den Befund der Hiatushernie. Deshalb wurde in der Vergangenheit der häufige Zusammenhang zwischen Refluxbeschwerden und dem Vorliegen einer Hiatushernie als wesentliches Indiz dafür angesehen, daß die anatomischen Veränderungen, die eine Hiatushernie mit sich bringen, einzig verantwortlich sind für das Vorliegen einer Refluxkrankheit. Dem zu Folge richteten sich die chirurgischen Bemühungen in den frühen Jahrzehnten dieses Jahrhunderts bis hinein in die 60er und 70er Jahre hauptsächlich auf die anatomische Korrektur des gastroösophagealen Übergangs [1, 3, 4, 20, 30]. Es ist nicht bekannt, wer die erste Operation zur Behandlung des gastroösophagealen Refluxes Anfang des Jahrhunderts durchführte.

Die ersten Operationstechniken zur Wiederherstellung des anatomisch intakten gastroösophagealen Übergangs wurden Anfang der 50er Jahre von Allison propagiert, der von links thorakal über eine Inzision im Bruchsack bzw. der phrenico-ösophagealen Membran und eine Gegeninzision im Zwerchfell den Hernienanteil des Magens nach kaudal zog und auf diese Weise die Hernie beseitigte [1]. Auch wenn später festgestellt wurde, daß die Rekonstruktion des normalen anatomischen gastroösophagealen Übergangs zu einem gewissen Anstieg des Druckniveaus im unteren ösophagealen Sphinkter führte, so mußte man doch nach den Ergebnissen davon ausgehen, daß 50 % der Patienten einen persistierenden pathologischen gastroösophagealen Säurereflux aufwiesen [9, 17]. Allison hat selbst am Ende seiner Karriere Anfang der 70er Jahre seine persönliche Serie publiziert und diesen Mißerfolg mitgeteilt [1]. Belsey hat nach einigen Modifikationen die Allison-Operation verfeinert und ohne Inzision des Zwerchfells nach Mobilisierung des Ösophagus den distalen Ösophagus und damit die Region des unteren ösophagealen Sphinkters mit dem Magenfundus und dem Zwerchfell verbunden und so eine Fixierung der Hernie im abdominellen Bereich erreichen können. Diese Operation wurde von der Belsey- und Skinner-Schule bei vielen hundert Patienten erfolgreich angewendet [24, 26, 30].

Die wohl am weitesten verbreitete Operationstechnik zur Behandlung des gastroösophagealen Refluxes ist die Nissen-Fundoplicatio. Rudolf Nissen hatte 1936 bei einem Patienten ein distales Ösophagus-Ulkus exzidiert und zur Abdeckung der Übernähungsstelle des Magenfundus hochgezogen und hier in der Plicatio-Technik erstmals verwendet (Abb. 1) [25, 34, 35]. Mehr als 15 Jahre später hatte er die Gelegenheit diesen Patienten wieder zu sehen und er konnte feststellen, daß es zu keinem Reflux gekommen war, so daß er Mitte der 50er Jahre zwei Patienten mit einer Fundoplicatio, einer Manschettenbildung vom Fundus um die Region des unteren ösophagealen Sphinkters herum versorgte. Er hat dies 1956 publiziert und im weiteren Verlauf viele hunderte solcher Patienten operiert. Später wurde die sog. Nissen-Fundoplicatio in vielen verschiedenen Varianten modifiziert [8, 10, 11, 29]. Eine bekannte Modifikation ist die Nissen-Rossetti-Fundoplicatio, die in ihrer Originalversion keine Mobilisierung der großen Kurvatur beinhaltete und durch 2 Fixierungsnähte des vorderen Fundoplicatiobereiches an der Magenvorderwand zu erkennen war [29].

Die über zwei Jahrzehnte hauptsächlich in Europa und den USA verwendete Fundoplicatio nach Nissen mit einer relativ langen Manschette angelegt und verursachte nicht selten erhebliche Nebenwirkungen wie Schluckstörung, Dumping- und Gas-Bloat-Syndrome, Unmöglichkeit des Erbrechens und des Aufstoßens mit entsprechenden Nebeneffekten. Dies hat schon früh andere Chirurgen bewogen, die drastischen Effekte der Nissen-Fundoplicatio zu reduzieren. Eine Richtung dieser Bemühungen stellte die Entwicklung von Teilmanschetten dar, wie sie von Toupet und Belsey und in einem gewissen Sinne auch von Hill publiziert wurden [17, 30, 32, 33]. Die Entwicklung in eine andere Richtung trieben in den späten 70er und Anfang der 80er Jahre Chirurgen aus Chicago vor allem Bombeck, Donahue und DeMeester voran, die das Konzept der sogenannten Short-floppy-Nissen-Fundoplicatio bearbeiteten und propagierten [8, 10]. Dieses Konzept beinhaltete eine Verkürzung der Manschette mit entsprechender Fixierung der Manschette am unteren ösophagealen Sphinkter, um die persistierende Dysphagie und andere unangenehme Nebenwirkungen zu minimieren. Diese Technik wurde inzwischen weltweit von vielen Chirurgen aufgegriffen und wird häufig durchgeführt.

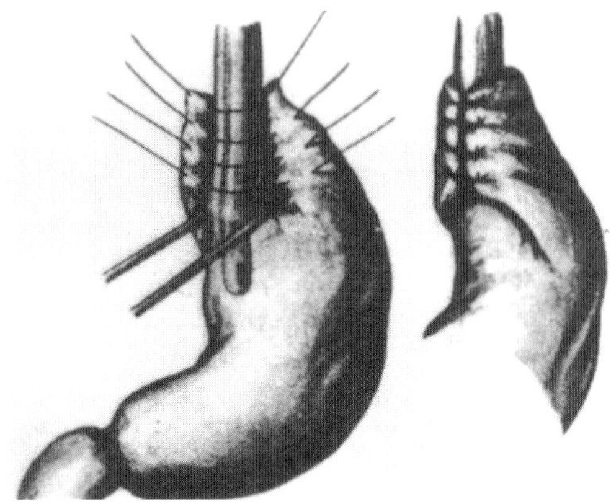

Abb. 1 Abbildung aus der Erstpublikation von Rudolf Nissen aus dem Jahr 1956 [25]. Die „Ur-Fundoplication" zeigt eine relativ lange Manschette um den unteren Ösophagus.

Diverse Pexie-Verfahren wurden ebenfalls etabliert und hauptsächlich von den Autoren jahrelang vertreten, die als Ursache der gastroösophagealen Refluxkrankheit weniger die Inkompetenz des unteren ösophagealen Sphinkters ansahen als eine Schwächung der Antirefluxbarriere durch fehlende Längsspannung der Speiseröhre und den dadurch bedingt mangelnden Spiralfaserverschluß der distalen Speiseröhre. Leider führte die einfache anatomische Rekonstruktion der Hiatushernie sowie die Wiederherstellung der Längsspannung der Speiseröhre durch eine Gastropexie, eine Fundophrenicopexie oder eine posteriore Gastropexie wie von Hill propagiert sowie die Ligamentum-teres-Plastik nicht zu den gewünschten Erfolgen mit einer relativ hohen Refluxrezidivrate, so daß sie bis auf wenige Ausnahmen wieder verlassen wurden [3, 4, 17, 20].

Während bereits Anfang der 60er Jahre für Zwerchfelldefekte Kunststoffimplantate getestet wurden, konnte erst Angelchick durch den Einsatz seiner von ihm entwickelten Silicon-Prothese einen Erfolg für das Prinzip von Prothesen um den gastroösophagealen Übergang herum plaziert verbuchen [2, 23]. Materialprobleme in der Anfangsphase führten zu einigen außergewöhnlichen Komplikationen, die jedoch später behoben wurden. Es blieb jedoch das Problem, daß eine zu hohe Rate an Patienten postoperativ persistierende Dysphagie zeigte und deswegen in etwa 10–15 % laut einigen Berichten diese Prothesen wieder entfernt werden mußten [14, 18, 22, 31]. Die Angelchick-Prothese wurde in den USA sehr erfolgreich eingesetzt. In Europa hat sie keinen wesentlichen Stellenwert erreicht.

Nachdem sich die sogenannte Short-floppy-Form der Nissen-Fundoplicatio weltweit als das am häufigsten verwendete Verfahren in den 80er Jahren durchgesetzt hatte, beeinflußten in den 90er Jahren zwei wesentliche Entwicklungen die Antirefluxchirurgie und das Management der Patienten mit gastroösophagealer Refluxkrankheit. Die erste Entwicklung betraf die Protonenpumpeninhibitoren, eine bis dahin nicht gekannte wirksame Substanz zur Reduktion der Säureproduktion [21]. Diese Medikamente wurden zu einer nachhaltigen und sehr wirksamen Therapie der Refluxbeschwerden und auch der Refluxösophagitis. Dies führte zu einem deutlichen Rückgang der Operationszahlen.

Die zweite Entwicklung, die die Antirefluxchirurgie in den 90er Jahren nachhaltig beeinflußte, begann in den 80er Jahren mit den Anfängen der minimal invasiven Chirurgie oder „minimal access surgery". Bereits im Frühjahr 1991 führte Bernard Dallemagne in Liege/Belgien die erste laparoskopische Fundoplicatio nach Nissen durch [6]. Einige wenige Zentren begannen in den USA und Europa diese neue Technik aufzugreifen und in der Antirefluxchirurgie einzusetzen [5, 13, 19, 28]. Bis Mitte der 90er Jahre wurde deutlich, daß diese Technik durch eine schnelle Rekonvaleszenz nach der Operation für den Patienten Vorteile hat. Dies führte dazu, daß in den erfahrenen Zentren diese Technik die offene Technik als Standardverfahren ersetzt [12, 13, 27, 28]. Gegenwärtig erleben wir eine deutliche Ausbreitung und Indikationserweiterung der minimal invasiven Antirefluxchirurgie.

Literatur

1. Allison PR (1973) Hiatus hernia; a 20 year retrospective survey. Ann Surg 178: 273–276
2. Angelchick JP, Cohen R (1979) A new surgical procedure for the treatment of gastroesophageal reflux and hiatal hernia. Surg Gynecol Obstet 148: 246–248
3. Borgeskov S, Pedersen OT, Frederiksen T (1964) Oesophageal hiatal hernia: a radiological follow-up. Thorax 19: 327–331
4. Brintnall ES, Blome RA, Tidrick RT (1961) Late results of hiatus hernia repair. Am J Surg 101: 159–163
5. Cuschieri A, Hunter J, Wolfe B, et al (1993) Multicenter prospective evaluation of laparoscopic antireflux surgery. Preliminary report. Surg Endosc 7: 505–510
6. Dallemagne B, Weerts JM, Jehaes C, et al (1996) Causes of failures of laparoscopic antireflux operations. Surg Endosc 10: 305–310
7. De Meester TR, Johnson LF, Kent AH (1974) Evaluation of current operation for the prevention of gastroesophageal reflux. Ann Surg 180: 511
8. DeMeester TR, Bonavina L, Albertucci M (1986) Nissen fundoplication for gastroesophageal reflux disease. Evaluation of primary repair in 100 consecutive patients. Ann Surg 204: 19
9. DeMeester TR (1987) Definition, detection and pathophysiology of gastroesophageal reflux disease. In: DeMeester TR, Matthews HR (Hrsg) International trends in general thoracic surgery. Vol. 3: Benign esophageal disease. Mosby, St. Louis, S 99-127
10. Donahue PE, Samelson S, Nyhus LM, Bombeck CT (1985) The floppy Nissen fundoplication. Arch Surg 120: A1440
11. Ellis FH, Crozier RE (1984) Reflux control by fundoplication: A clinical and manometric assessment of the Nissen operation. Ann Thorac Surg 38: 387
12. Eypasch E., Neugebauer E., Fischer F., Troidl H. (1997) Laparoscopic antireflux surgery for gastroesophageal reflux disease (GERD). Results of a consensus development conference. Surg Endosc 11: 413-426

13. Fuchs KH, Feussner H, Bonavina L, Collard JM, Coosemans W, for the European Study Group for Antireflux Surgery (1997) Current status and trends in laparoscopic antireflux surgery: results of a consensus meeting. Endoscopy 29: 298–308
14. Gear MWL, Gillison WE, Dowling BL (1984) Randomized prospective trial of the Angelchik antireflux prosthesis. Br J Surg 71: 681–683
15. Harrington SW (1928) Diaphragmatic hernia. Arch Surg 16: 386–415
16. Harrington SW (1938) Esophageal hiatus diaphragmatic hernia; etiology, diagnosis and treatment in 123 cases. J Thorac Surg 8: 127–135
17. Hill LD (1967) An effective operation for hiatal hernia: an eight year appraisal. Ann Surg 166: 681-692
18. Hill ADK, Walsh TN, Bolger CM, Byrne PJ, Hennessy TPJ (1994) Randomized controlled trial comparing Nissen fundoplication and the Angelchik prosthesis. Br J Surg 81: 72–74
19. Hinder RA, Perdikis G, Klingler PJ, DeValut KR (1997) The surgical option for gastroesophageal reflux disease. Am J Med 103: 144–148
20. Höhle KD, Kümmerle F (1972) Eine neue Methode zur Behandlung von Hiatushernien durch Fundopexie und Hiatuseinengung. Langenbecks Arch Chir (Suppl) 225
21. Klinkenberg-Knol EC, Festen HPM, Janesen JBM (1994) Long-term tratment with omeprazole for refractory esophagitis: efficacy and safety. Ann Intern Med 121: 161–167
22. Kmiot WA, Kirby RM, Akinola D, Temple JG (1991) Prospective randomized trial of Nissen fundoplication and Angelchik prosthesis in the surgical treatment of medically refractory gastro-oesophageal reflux disease. Br J Surg 78: 1181–1184
23. Kozarek RA, Phelps JE, Grobe JL, et al (1982) Assessment of a prosthetic device for the correction of esophageal reflux. Gastroenterology 82: 1106
24. Lerut T, Coosemans W, Christiaeus R, et al (1990) The Belsey Mark IV antireflux, procedure: Indications and long-term results. In: Little AG, Ferguson MK, Skinner DP: Diseases of the Esophagus Vol. II, Benign Diseases, Futura, Mount Kisco NY, S 181–188
25. Nissen R (1956) Eine einfache Operation zur Beeinflussung der Refluxoesophagitis. Schweiz Med Wochenschr 86: 590
26. Orringer MB, Skinner DB, Belsey RHR (1972) Long-term results of the Mark IV operation for hiatal hernia and analyses of recurrences and their treatment. J Thorac Cardiovasc Surg 63: 25–31
27. Perdikis G, Hinder RA, Lund RJ, Raiser F, Ktada N (1997) Laparoscopic Nissen fundoplication: where do we stand? Surg Laparosc Endosc 7: 17–21
28. Peters JH, DeMeester TR, Crookes P, Oberg S, de Vos Shoop M, Hagen JA, Bremner CG (1998) The treatment of gastroesphageal reflux disease with laparoscopic Nissen fundoplication. Ann Surg 228: 40–50
29. Rossetti M, Hell K (1977) Fundoplication for the treatment of gastroesophageal reflux in hiatal hernia. World J Surg 1: 439–444
30. Skinner DB, Belsey RHR (1967) Surgical management of esophageal reflux with hiatus hernia: Long-term results with 1030 cases. J Thorac Cardiovasc Surg 53: 33–54
31. Starling JR (1987) Evaluation of the Angelchik prosthesis. In: Starling JR (Hrsg) Reflux esophagitis and the Angelchik prosthesis. Elsevier, Rotterdam, S 93–102
32. Thor KBA, Silander S (1989) A long-term randomized prospective trial of the Nissen procedure versus a modified Toupet technique. Ann Surg 210: 719–724
33. Toupet A (1963) Technique d'oesophago-gastroplastie avec phrénogastropexie appliquée dans la cure radicale des hernies hiatales et comme complément de l'opération d'Heller dans les cardiospasmes. Mem Acad Chir 89: 394
34. Liebermann-Meffert D, Stein H (1998) Rudolf Nissen and the World revolution of fundoplication. Barth, Heidelberg Leipzig
35. Liebermann-Meffert D, White H (2001) A century of international progress and tradition in surgery. An illustrated history of the International Society of Surgery. Kaden Verlag, Heidelberg

Pathophysiologische Komponenten der gastroösophagealen Refluxkrankheit

Karl-Hermann Fuchs, Gabor Varga

Typische Symptome der gastroösophagealen Refluxkrankheit wie Sodbrennen und Regurgitation stellen weit verbreitete Beschwerden in den westlichen Industriestaaten dar.

Der zugrundeliegende pathophysiologische Mechanismus besteht in einem exzessiven Rückfluß von Magensaft in die Speiseröhre, gefolgt von Schleimhautschäden und/oder klinisch auftretenden Beschwerden [5, 16]. Der Zusammenhang zwischen Hiatushernie und Refluxkrankheit wird weiterhin kontrovers diskutiert [5, 29, 37]. Die Inzidenz einer axialen Hiatushernie nimmt im Alter zu. Die meisten Personen mit einer Hiatushernie haben keinen pathologischen Reflux und somit hat die axiale Hiatushernie keine zwingende Bedeutung einer Krankheit. Umgekehrt ist derzeit bekannt, daß die Hiatushernie bei etwa 80 % der Refluxkranken nachzuweisen ist, und es steht fest, daß die morphologischen Veränderungen einer Hiatushernie den pathologischen Refluxmechanismus fördern können [5, 16].

Die gastroösophageale Refluxkrankheit ist in den westlichen Industrieländern wahrscheinlich die häufigste gutartige Funktionsstörung im Gastrointestinaltrakt, denn 10–20 % der Bevölkerung registrieren Sodbrennen als störendes Symptom mindestens einmal im Monat [5, 35]. Nicht bei allen betroffenen Personen kann man von der Krankheit sprechen, denn die Prävalenz der Erkrankung beträgt 360 pro 100 000 Personen und die Inzidenz 86 pro 100 000 Personen der Gesamtpopulation.

Refluxkrankheit und Refluxösophagitis sind Begriffe, die oft für dieselben Probleme verwendet werden oder gar miteinander verwechselt werden. Sie sollten jedoch voneinander getrennt werden. Die gastroösophageale Refluxkrankheit wurde häufig mit der Präsenz einer endoskopisch nachweisbaren Refluxösophagitis definiert [5, 31]. Zu viele Patienten leiden an leichten und massiven Refluxbeschwerden auch ohne endoskopisch nachweisbare Ösophagitis, als daß diese Untersuchungsmethode eine optimale gleichermaßen sensitive und spezifische Untersuchungsmethode sein könnte, um sie zur Definition der Erkrankung heranzuziehen [5, 7, 13]. Eine präzise Definition der gastroösophagealen Refluxkrankheit kann deswegen nur auf dem pathophysiologischen Mechanismus beruhen, der bei dieser Erkrankung zugrundeliegt. Die Erkrankung liegt dann vor, wenn Mageninhalt in die Speiseröhre in abnormalen Mengen oder in abnormaler Zusammensetzung zurückfließt und zu spezifischen und unspezifischen Symptomen und/oder einem Schleimhautschaden in der Speiseröhre führt [5, 16].

Beim Nachweis der Erkrankung kommt deshalb der präzisen Erfassung von Magensaftbestandteilen in der Speiseröhre größte

Bedeutung zu, sei es nun saurer Magensaft oder aus dem Duodenum zurückfließender Saft mit Pankreas- und Gallekomponenten. Ein pathologischer Reflux läßt sich optimal mit den computergestützten Untersuchungsmethoden wie die 24-Stunden-Ösophagus-pH-Metrie und fiberoptische Meßmethoden anderer Substanzen messen [2, 7, 11, 13, 16]. Auch wenn die spezifischen Symptome wie Sodbrennen und Regurgitation im Vordergrund der Erkrankung stehen, kann bei genauerer Befragung doch ein großes Spektrum weiterer Symptome festgestellt werden.

Die gastroösophageale Refluxkrankheit hat ein multifaktorielles Ursachenspektrum, auf dessen Analyse im Folgenden eingegangen wird. Abbildung 1 demonstriert die möglichen Einflüsse und Ursachen.

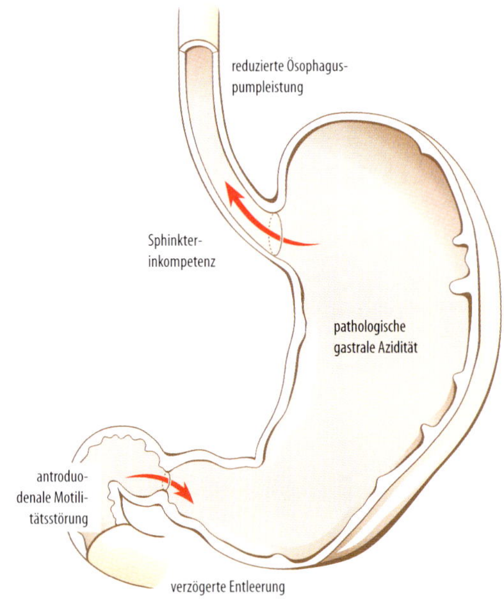

Abb. 1 Schematische Darstellung des Ursachenspektrums der gastroösophagealen Refluxkrankheit.

Ursachenspektrum des pathologischen Refluxes

1. Der untere ösophageale Sphinkter

Zur Beschreibung des Antirefluxmechanismus und seiner pathologischen Veränderungen sind drei unterschiedliche Konzepte beschrieben. Nach dem ersten Konzept besteht der anatomische Gewebeaufbau der Speiseröhre aus zwei sich senkrecht kreuzenden Lagen von Muskelbündeln, die äußere Längs- und die innere zirkuläre Muskelschicht [23]. Am gastroösophagealen Übergang fächern sich die Längsbündel ventral und dorsal auf. Sie verlaufen damit an den Seitenenden des Magens horizontal zur Magenachse auf die große Kurvatur hin. Die innere Muskelschicht umgibt ebenfalls als geschlossene Decke den Ösophagus. Im Bereich des unteren ösophagealen Sphinkters oder der manometrisch nachweisbaren Hochdruckzone ist die Muskulatur dicker. Gleichzeitig bilden die Muskelfaserbündel in diesem Bereich sog. Fibrae obliquae, die vom His'schen Winkel nach distal verlaufen. Kleinkurvaturseitig kann man kurze Muskelspangen feststellen, die horizontal von rechts lateral nach links unter die Fibrae obliquae reichen. Die Vernetzung dieser beiden anatomisch nachweisbaren Muskelelemente stellt den manometrisch nachweisbaren unteren ösophagealen Sphinkter dar, der als wesentliche physiologische Barriere zur Verhinderung des Rückflusses von gastroduodenalen Bestandteilen in die Speiseröhre gilt [5, 16].

Das zweite Konzept der spiralförmigen Muskelfasern der Speiseröhre im Sinne des „Mädchenfänger"-Prinzips wurde von Stelzner entwickelt und anatomisch funktionelle Untersuchungen vorgestellt [22, 38]. Diesem Konzept folgend kommt der Längsspannung des Ösophagus und dem damit verbundenen zunehmenden Verschluß des unteren Ösophagus große Bedeutung zu.

Beim dritten Konzept heben gastroenterologische Arbeitsgruppen die dynamischen Komponenten des Sphinkters hervor [8, 9, 25, 30]. Der Funktionsstatus und die Spannung des unteren ösophagealen Sphinkters unterliegen täglichen Schwankungen und sind abhängig von Speisekomponenten wie Fett,

Alkohol und von Medikamenten [32]. Dent konnte zeigen, daß Refluxphasen hauptsächlich dann auftreten, wenn der Druck des unteren ösophagealen Sphinkters niedrig ist und definierte dies als transiente Sphinkterrelaxation [8, 9]. Refluxphasen treten aber auch bei einem Anstieg des intraabdominellen Druckes sowie unabhängig von diesen beiden Phänomenen auf. Interessanterweise traten bei Patienten mit gastroösophagealer Refluxkrankheit auch Refluxepisoden auf, ohne daß eine transiente Sphinkterrelaxation nachzuweisen war [32].

DeMeester und seine Arbeitsgruppe haben den unteren ösophagealen Sphinkter in einem statischen Modell, manometrisch sehr präzise beschrieben [5, 7, 39]. Hierbei spielen drei manometrisch erfaßbare Größen des unteren ösophagealen Sphinkters die zentrale Rolle: 1. der Sphinkterdruck, 2. die Sphinktergesamtlänge und 3. die Position des Sphinkters bezüglich des abdominellen Drucksystems, erfaßt als die intraabdominelle Länge des Sphinkters, gemessen unterhalb des respiratorischen Inversionspunktes. Die mechanische Inkompetenz des unteren ösophagealen Sphinkters wird mit der Ösophagusmanometrie dann diagnostiziert, wenn der Sphinkterdruck 6 mm Hg oder weniger ist, die Gesamtlänge 2 cm oder kleiner ist und die Länge des Sphinkters im abdominellen Drucksystem 1 cm oder kürzer ist. Wie neuere Erkenntnisse zeigen, ist dabei der Widerstand, den das gesamte Sphinktersystem gegenüber dem zurückfließenden Magensaft aufbaut, entscheidend.

Die häufigste Ursache einer Sphinkterinkompetenz ist ein insuffizienter Druck, aber die mechanische Funktion des unteren ösophagealen Sphinkters hängt letztlich von mehreren Kriterien ab: Druck, Gesamtlänge und intraabdominelle Länge sowie des Auftreten von transienten Relaxationen. Bei Insuffizienz eines dieser Kriterien können durch Überfunktion andere Bereiche dies kompensieren. Zum Beispiel bei einer abnormal kurzen Gesamtlänge ist ein höherer Druck notwendig, um Reflux zu verhindern, denn alle drei Kriterien tragen zum Gesamtwiderstand des unteren ösophagealen Sphinkters in seiner physiologischen Rolle zur Refluxverhinderung bei. Die Häufigkeit und Verteilung der einzelnen Inkompetenzkriterien des unteren ösophagealen Sphinkters sind in Abbildung 2 dargestellt [16].

2. Der tubuläre Ösophagus

Eine weiter Ursachengruppe für die Entstehung und Persistenz einer gastroösophagealen Refluxkrankheit ist die Dysfunktion des ösophagealen Corpus und hier insbesondere eine insuffiziente ösophageale Entleerung [5, 10, 19, 21]. Drei Faktoren können bei der gastroösophagealen Refluxkrankheit die suffiziente Entleerung der Speiseröhre und das Austreiben von refluiertem Material behindern [12,

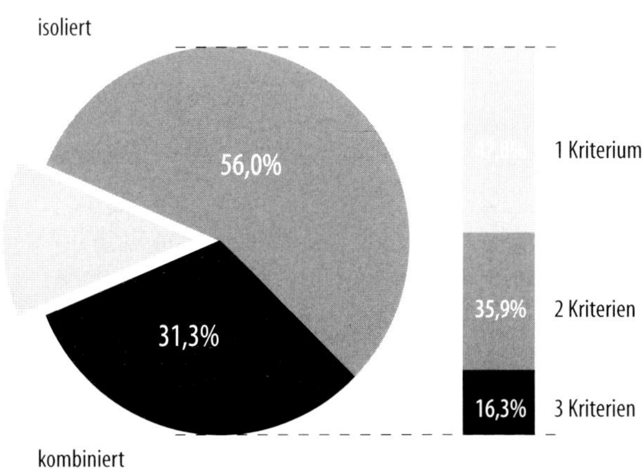

Abb. 2 Schematische Darstellung der Patienten mit Sphinkterinkompetenz des unteren ösophagealen Sphinkters (n = 365). Die Inzidenz eines pathologischen Manometrieparameters ist dargestellt. In 56 % ist die Sphinkterinkompetenz isoliert, in 31,3 % liegen noch andere Kombinationsursachen der Refluxkrankheit vor. Im Rahmen der isolierten Sphinkterinkompetenz ist in 47,8 % nur ein Manometrieparameter pathologisch.

17, 18]. Diese sind 1. eine gestörte ösophageale Peristaltik, 2. eine Veränderung der Speichelproduktion und damit Verlust der neutralisierenden Kapazität des Speichels und 3. eine Verlängerung der ösophagealen Clearance-Zeit durch morphologische Veränderung der Speiseröhrentopographie.

Physiologisch sorgen die Schwerkraft, die Ösophagusperistaltik und der Speichelfluß für einen reibungslosen und symptomfreien Schluckakt. Kommt es zu einem physiologischen Reflux von Mageninhalt in die Speiseröhre, so wird durch diese Irritation oder Distension eine sekundäre peristaltische Kontraktionswelle ausgelöst, die das Refluat wieder in den Magen zurücktreibt. Kriterien für eine pathologische Kontraktionsmorphologie oder Sequenz sind in Tabelle 1 dargestellt. Etwa 15 % der Refluxkranken zeigen eine abnormale Ösophagusmotilität in der Manometrie [16]. Bei weitem nicht alle pathologischen Kontraktionen führen zur Dysphagie, denn die Schwerkraft und nachfolgende Kontraktionen können ein Problem kompensieren. Treten jedoch zu viele insuffiziente Kontraktionen auf und kommt es insgesamt zu einer ineffektiven Peristaltik, kann dies zu einer verminderten Austreibung von physiologischem Refluat, besonders aber bei Vorliegen einer Sphinkterinkompetenz zu einer unzureichenden Austreibung von pathologischen Magensaftmengen führen [12].

Ein ursächlicher Faktor einer gestörten Ösophagustransportfunktion ist eine Peristaltikstörung, die jedoch bei der primären gastroösophagealen Refluxkrankheit selten ist [16]. Abbildung 3 demonstriert die verschiedenen Assoziationen. In Kombination mit der Sphinkterinkompetenz tritt dies vor allem bei der fortgeschrittenen Refluxkrankheit auf, wobei noch unklar ist, bei welchen Patienten die Ösophagusmotilitätsstörung durch die Ösophagitis bedingt und bei welchen Patienten die Verschlimmerung der Ösophagitis auch eine Folge der schlechten Ösophagus-Clearance ist [10, 12, 21]. Es treten Veränderungen sowohl in der Morphologie der Kontraktionsamplitude als auch in der peristaltischen Sequenz der Kontraktionen auf. Erste Untersuchungen zeigen, daß Entzündungen in der Speiseröhre möglicherweise vor allem zu einer Veränderung der Morphologie der Kontraktionsamplitude führen, während ein pathologisches Kontraktionsmuster wie z. B. simultane Kontraktionen und nicht weitergeleitete Kontraktionen in Kombination mit einer Sphinkterinkompetenz primär für eine pathologische Säureexposition in der Speiseröhre verantwortlich zu machen sein können [12]. Diese Vorgänge müssen von der sekundären Refluxkrankheit getrennt werden, wie z. B. Ösophagusmotilitätsstörungen im Rahmen der Sklerodermie mit einem Ausfall der gesamten Peristaltik oder die Retentionsösophagitis bei der Achalasie.

Tabelle 1 Kontraktionsmorphologie: Kriterien

- simultane Kontraktionen >10 %
- repetitive Kontraktionen > 30 %
- nicht weitergeleitete Kontraktionen > 10 %
- Medianwert der Amplitude < 20 mmHg

Als zweite mögliche Ursache eines behinderten ösophagealen Transports kann eine eingeschränkte Speichelproduktion Einfluß auf das Ausmaß des gastroösophagealen Refluxes haben [17, 18, 27]. Die Speichelproduktion der Mundhöhle und die Schleimsekretion in der Speiseröhre erleichtern normalerweise die Fortbewegung des Bolus. Darüber hinaus spielt die physiologische Speichelproduktion eine wesentliche Rolle bei der Neutralisierung von physiologischem Reflux [18]. Wenn neutralisierender Speichel im Ösophaguslumen fehlt, wird eher die pathologische Grenze erreicht [36].

Drittens konnte nachgewiesen werden, daß bei fortgeschrittener gastroösophagealer Refluxkrankheit mit Einkürzung der Speiseröhre, die regelhaft nach jahrelangem Bestehen dieser Erkrankung mit Komplikationen beschrieben wird, und bei Vorliegen einer Hiatushernie die ösophageale Clearance-Funktion reduziert ist [5].

Die ösophageale Mukosaresistenz, die Mechanismen der Speiseröhrenschleimhaut, um toxischen Komponenten des refluierenden Saftes zu widerstehen, sind relativ unbekannt [20, 30]. Es ist nachgewiesen, daß die Mukosa einer Protonenpenetration entsprechend einem Gradienten von 5 pH-Einheiten widerstehen kann [3]. Im Speiseröhrenlumen baut die Mukosa eine Mukus-Schicht auf und kann mit Hilfe von Bikarbonat und Wasser Säure widerstehen [24, 34]. Darüber hinaus können Speicheldrüsen und die Ösophagusschleimhaut in Abhängigkeit von einem gesteigerten Säureangebot im Speiseröhrenlumen den Bikarbonationenausstoß erhöhen. Sollte es dennoch zur Penetration von Protonen durch die Epithelzellbarriere kommen, so kann durch aktiven Ionentransport das pH-Gleichgewicht wiederhergestellt werden. Selbstverständlich spielt bei einer guten Epithelialresistenz die Durchblutung der Speiseröhrenwand eine entscheidende Rolle. Bisher wird bei Patienten mit gastroösophagealer Refluxkrankheit der individuelle Mukosastatus in der klinischen Routine nicht überprüft.

3. Gastrale und duodenale Einflüsse

Lange Zeit wurden gastrale und antroduodenale Funktionsstörungen als Ursache der gastroösophagealen Refluxkrankheit nicht beachtet, stellen aber die zweithäufigste Grup-

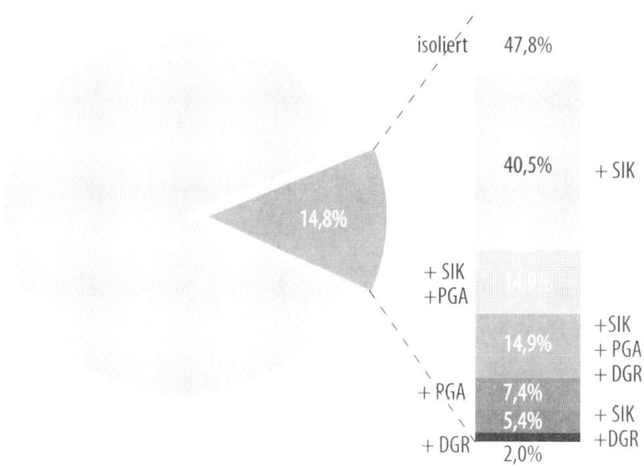

Abb. 3 Schematische Darstellung der Inzidenz von Ösophagusmotilitätsstörungen bei Patienten mit gastroösophagealer Refluxerkrankung (n = 365). Bei insgesamt 14,8 % aller Patienten ist eine Ösophagusperistaltikstörung ein ursächlicher Funktionsdefekt: innerhalb dieser Gruppe kommt eine isolierte Motilitätsstörung ohne andere Funktionsdefekte bei 14,9 % vor, die häufigste Kombination ist eine Motilitätsstörung zusammen mit einer Sphinkterinkompetenz bei 75,7 % der Patienten mit Motilitätsstörung (SIK = Sphinkterinkompetenz, PGA = persistierende gastrale Azidität, DGR = duodenogastraler Reflux).

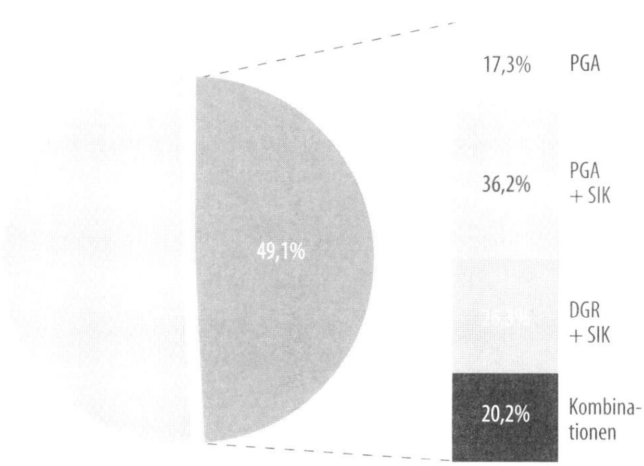

Abb. 4 Schematische Darstellung der Inzidenz von gastralen Funktionsstörungen bei Patienten mit gastroösophagealer Refluxkrankheit (n = 365). Bei knapp der Hälfte der Patienten mit Refluxkrankheit sind gastrale Funktionsstörungen feststellbar. Hierbei ist die häufigste Störung die persistierende gastrale Azidität (PGA). Die kommt häufig im Zusammenhang mit der Sphinkterinkompetenz (SIK) vor. Andere Kombinationen sind die Sphinkterinkompetenz mit duodenogastralem Reflux (DGR).

pe der ursächlichen Faktoren dar [5, 16]. Derzeit können sowohl Sekretions- als auch Motilitätsstörungen des Magens alleine, meistens jedoch in Kombination mit einer unteren ösophagealen Sphinkterinkompetenz für die Erkrankung verantwortlich gemacht werden. Die Verteilung der gastralen Ursachen ist in Abbildung 4 dargestellt.

Die exzessive oder persistierende Sekretion von Magensäure kann zu einer erhöhten Säureexposition sowohl des Magenlumens als auch des Speiseröhrenlumens führen [1, 3, 4, 15, 26, 27]. Für die Entstehung des Schleimhautschadens in der Speiseröhre ist die Bedeutung der Säure nachgewiesen, aber auch Pepsin kann involviert sein [20, 26]. In experimentellen Untersuchungen konnte gezeigt werden, daß die Säure eine Proteindenaturation verursacht, während die Kombination von Säure und Pepsin die Mukosabarriere so schädigen kann, daß eine Protonendurchwanderung und histologische Veränderungen auftreten können. Mehrere Arbeitsgruppen haben inzwischen zeigen können, daß vor allem bei der komplizierten Refluxkrankheit und bei Barrett-Patienten die Magensäuresekretion im Vergleich zu normalen Kontrollen signifikant höher ist bzw. eine deutlich erhöhte Inzidenz einer persistierenden gastralen Azidität besteht [1, 15, 16].

Antroduodenale Motilitätsstörungen können mit der gastroösophagealen Refluxkrankheit assoziiert oder ursächlich beteiligt sein [16]. Diese können einen pathologischen duodenogastralen Reflux verursachen, der bei bestehender Inkompetenz des unteren ösophagealen Sphinkters zu einer zusätzlichen toxischen Komponente des Refluates beiträgt [11, 16]. Eine verzögerte Magenentleerung kann zu einem Rückstaueffekt führen, so daß die Refluxmenge bei bestehender Sphinkterinkompetenz noch zunehmen kann [33]. In Einzelfällen kann eine verzögerte Magenentleerung bei sonst kompetentem Sphinkter eine entsprechende Magendilatation hervorrufen, die zu einer temporären Verkürzung des Sphinkters, gehäuften transitorischen Sphinkterrelaxationen und damit einem erhöhten Reflux führen kann. Die Inzidenz von duodenogastralem Reflux bei Patienten mit peptischen Stenosen und Barrett-Ösophagus ist erhöht [16].

Fazit

Zusammenfassend handelt es sich bei der gastroösophagealen Refluxkrankheit um einen multifaktoriellen Prozeß [14, 16] (Abb. 1). Die häufigste Ursache der Erkrankung ist eine mechanische Inkompetenz des unteren ösophagealen Sphinkters, der isoliert in fast der Hälfte der Patienten auftritt. Eine insuffiziente Ösophagusperistaltik kann man bei 14 % der Patienten antreffen, dagegen tritt sie isoliert nur in 2 % der Fälle auf. Die Widerstandsfähigkeit der Ösophagusschleimhaut gegenüber den intraluminalen Noxen ist schwierig zu beurteilen und wird in der diagnostischen Routine nicht bestimmt. Die Vielfalt der gastralen Ursachen, die bei der gastroösophagealen Refluxkrankheit in etwa 40 % involviert sind, macht eine exakte diagnostische Abklärung schwierig. Die häufigste begleitende Komponente ist die persistierende gastrale Azidität, die in fast 10 % isoliert vorkommen kann und in mehr als 25 % in Kombination mit anderen Ursachenkomponenten. Die klinisch relevanteste Magenfunktionsstörung in Assoziation mit der Refluxkrankheit ist eine antroduodenale Motilitätsstörung, die einen exzessiven duodenogastralen und duodenogastroösophagealen Reflux verursacht. Letzterer ist bei Barrett-Patienten signifikant häufiger nachweisbar im Vergleich zu sonstigen Refluxkranken. Die Komponenten des duodenogastroösophagealen Refluxes werden vor allem bei der Ingangsetzung der Reflux-Metaplasie-Dysplasie-Karzinom-Sequenz diskutiert [14]. Es gilt als gesichert, daß besonders bei der komplizierten Refluxkrankheit mehr als eine Ursachenkomponente beteiligt ist.

Literatur

1. Barlow AP, DeMeester TR, Boll CS, Eypasch EP (1989) The significance of the gastric secretory state in gastroesophageal reflux disease. Arch Surg 124: 937–940
2. Bechi P, Pucciani F, Baldini F, Cosi F, Falciai R, et al (1993) Long-term ambulatory enterogastric reflux monitoring – validation of a new fiberoptic technique. Dig Dis Sci 38: 1297–1306
3. Chung RSK, Magri J, DenBesten L (1975) Hydrogen iron transport in the rabbit esophagus. Am J Physiol 229: 496–502
4. Collen MJ, Lewis JH, Benjamin SB (1990) Gastric acid hypersecretion in refractory GERD. Gastroenterology 98: 654–661
5. DeMeester TR (1987) Definition, detection and pathophysiology of gastroesophageal reflux disease. In: International trends in general thoracic surgery. Hrsg: DeMeester TR, Matthews HR: Benign esophageal disease, Vol 3. Mosby, St Louis, S 99–127
6. DeMeester TR, Fuchs KH (1988) Comparison of operations for uncomplicated reflux disease. In: Surgery of the oesophagus. Hrsg: GG Jamieson. S 299–308
7. DeMeester TR, Stein HJ, Fuchs KH (1991) Diagnostic studies in the evaluation of the esophagus: Physiologic diagnostic studies. In: Shackelford's surgery of the alimentary tract. 3rd ed. Hrsg: MB Orringer. Saunders, Philadelphia, Churchill Livingstone, Edinburgh, S 94–126
8. Dent J, Dodds WJ, Friedman RH, Sekiguchi T, Hogan WJ, Arndorfer RC, Petrie D (1980) Mechanism of gastroesophageal reflux in recumbent asymptomatic human subjects. J Clin Invest 65: 256–267
9. Dodds WJ, Dent J, Hogan WJ, Helm JF, Hauser R, Patel GK, Egide MS (1982) Mechanisms of gastroesophageal reflux in patients with reflux esophagitis. N Engl J Med 307: 1547–1552
10. Eckardt V (1988) Does healing of esophagitis improve esophageal motor function? Dig Dis Sci 33: 161–165
11. Fein M, Ireland AP, Ritter MP, Peters JH, Hagen JA, Bremner CG, DeMeester TR (1997) Duodenogastric reflux potentiates the injurious effects of gastroesophageal reflux. J Gastrointest Surg 1: 27–33
12. Freys SM, Fuchs KH, Heimbucher J, Thiede A (1993) Esophageal motility in gastroesophageal reflux disease. In: Diseases of the esophagus. Nabeya, Hanaoka, Gogami (Hrsg) Springer, Tokyo, S 20–26
13. Fuchs KH, DeMeester TR, Albertucci M, Schwizer W (1987) Quantification of the duodenogastric reflux in gastroesophageal reflux disease. In: Diseases of the esophagus. Springer, Berlin, S 831–835
14. Fuchs KH, Engemann R, Thiede A (1994) Chirurgische oder konservative Therapie des Barrett-Oesophagus? Chirurg 65: 88–95
15. Fuchs KH, Eypasch EP, DeMeester TR, Eckstein K, Elfeldt RJ (1988) Differentiation of esophagitis grade IV – what is the background? (Abstract). Surg Endosc 2: 113
16. Fuchs KH, Freys SM, Heimbucher J, Fein M, Thiede A (1995) Pathophysiologic spectrum in patients with gastroesophageal reflux disease in a surgical GI function laboratory. Dis Esoph 8: 211–217
17. Helm JF, Dodds WJ, Hogan WJ (1987) Salivary response to esophageal acid in normal subjects and patients with reflux esophagitis. Gastroenterology 93: 1393
18. Helm JF, Dodds WJ, Hogan WJ, et al. (1982) Acid neutralizing capacity of human saliva. Gastroenterology 83: 69–74
19. Joelsson BE, DeMeester TR, Skinner DB, et al (1982) The role of the esophageal body in the antireflux mechanism. Surgery 92: 417–424
20. Johnson LF, Harmon JW (1986) Experimental esophagitis in a rabbit model. Clinical relevance. J Clin Gastroenterol 8: 26–44
21. Kahrilas PJ, Dodds WJ, Hogan WJ, Kern M, Arndorfer RC, Reece A (1986) Esophageal peristaltic dysfunction in peptic esophagitis. Gastroenterology 91: 897
22. Kunath U (1979) Die Biomechanik der unteren Speiseröhre. Thieme, Stuttgart
23. Liebermann-Meffert D, Allgöwer M, Schmid P, Blum AL (1979) Muscular equivalent of the lower esophageal sphincter. Gastroenterology 76: 31–38
24. Meyers RL, Orlando RC (1992) In vivo bicarbonate secretion by human esophagus. Gastroenterology 103: 1174–1178
25. Mittal RK, McCallum RW (1988) Characteristics and frequency of transient relaxations of the lower esophageal sphincter in patients with reflux esophagitis. Gastroenterology 95: 593–599
26. Orlando RC, Bryson JC, Powell DW (1984) Mechanism of H+ injury in rabbit esophageal epithelium. Am J Physiol 246: G718–725
27. Orr WC, Robinson MG, Johnson LF (1981) Acid clearance during sleep in the pathogenesis of reflux esophagitis. Dig Dis Sci 26: 423–427
28. Pera M, Trastek VF, Carpenter HA, Fernandez PL, Cardesa A, Mohr U, Pairolero PC (1993) Barrett's Disease: influence of pancreatic and biliary reflux on the development of esophageal carcinoma. Ann Thorac Surg 55: 1386–1393
29. Peterson H, Johannessen T, Sandvik AK, et al (1991) Relationship between endoscopic hiatus hernia and gastroesophageal reflux. Scand J Gastroenterol 26: 921–926
30. Richter JE (1994) Management of gastro-esophageal reflux disease 1995. Pathophysiological basis of therapy for gastro-esophageal reflux disease. Dis Esoph 7: 223–229
31. Savary M, Miller G (1978) The esophagus. In: Handbook and atlas of endoscopy. Hrsg.: SA Gasmann. Solothurn
32. Schoeman MN, Tippett MD, Akkermans LMA, Dent J, Holloway RH (1995) Mechanisms of gastroe-

sophageal reflux in ambulant healthy human subjects. Gastroenterology 108: 83–91
33. Schwizer W, Hinder RA, DeMeester TR (1989) Does delayed gastric emptying contribute to gastroesophageal reflux disease? Am J Surg 157: 74–81
34. Singh S, Bradley LA, Richter JE (1993) Determinants of oesophageal alkaline pH environment in controls and patients with gastro-oesophageal reflux disease. Gut 34: 309–316
35. Sonnenberg A (1981) Epidemiologie und Spontanverlauf der Refluxkrankheit. In: Refluxtherapie. Gastrooesophageale Refluxkrankheit: Konservative und operative Therapie. Hrsg.: AL Blum, JR Siewert. Springer, Berlin, S 85
36. Sonnenberg A, Steinkamp U, Weise A, et al (1982) Salivary secretion in reflux esophagitis. Gastroenterology 83: 889–895
37. Sonntag SJ, Schnell TG, Miller TQ, et al (1991) The importance of hiatal hernia in reflux esophagitis compared with lower esophageal sphincter pressure or smoking. J Clin Gastroenterol 13: 628–643
38. Stelzner A, Lierse W (1978) Weitere Untersuchungen zur Insuffizienz des Dehnverschlusses der terminalen Speiseröhre. Langenbecks Arch Chir 436: 177
39. Zaninotto G, DeMeester TR, Schwizer W, Johanson KE, Cheng SC (1988) The lower esophageal sphincter in health and disease. Am J Surg 155: 104–111

Die progressive Verlaufsform der Refluxkrankheit

Karl-Hermann Fuchs, Jörn Maroske, Marco Sailer, Harald Tigges

Die hohe Prävalenz der gastroösophagealen Refluxkrankheit – etwa 10–20 % unserer Bevölkerung sind im weitesten Sinne davon betroffen – läßt sich in den westlichen Industrieländern wahrscheinlich auf die Lebens- und Ernährungsgewohnheiten zurückführen [1, 2]. Eine übermäßige Zufuhr von Kalorien bei gleichzeitig abnehmender körperlicher Aktivität und eine häufige Magenfüllung mit Fundusdilatation belasten die Struktur des gastroösophagealen Übergangs und führen zu Funktionsstörungen. Hierbei wurde in den letzten 10 Jahren durch mehrere Untersuchungen deutlich, daß die Funktionsdefekte des sog. unteren ösophagealen Sphinkters die häufigste nachweisbare Ursache bei Refluxkranken darstellt, darüber hinaus jedoch noch weitere Faktoren in der Speiseröhre und im Magen zum Krankheitsverlauf mit beitragen oder assoziiert sind [1, 3, 4].

Besondere Beachtung findet diese Erkrankung in den letzten Jahren besonders durch die Erkenntnis, daß die Entwicklung der intestinalen Metaplasie in der distalen Speiseröhre – der „Barrett-Ösophagus" – ein nicht zwingendes, aber mögliches Endstadium der gastroösophagealen Refluxkrankheit darstellt und eingebunden ist in die sog. Reflux-Metaplasie-Dysplasie-Karzinom-Sequenz [5–8]. Diese Sequenz ist inzwischen einwandfrei bewiesen und hieraus ergibt sich die Frage nach der notwendigen Prävention dieser Entwicklung bzw. der Unterbrechung dieser Sequenz.

Das Ziel dieser Untersuchung ist es den Schweregrad der Erkrankung anhand des endoskopisch sichtbaren Schleimhautschadens mit den gemessenen Funktionsdefekten in Beziehung zu setzen.

Patienten und Methoden

In dieser Untersuchung sollen Daten der Patienten mit allen Schweregraden der gastroösophagealen Refluxkrankheit analysiert werden. Die Erkrankung wird pathophysiologisch definiert, d. h. ein pathologischer Reflux liegt dann vor, wenn die Speiseröhre durch refluierenden Magensaft in einem abnormalen Zeitraum oder in abnormaler Menge exponiert wird und hierdurch Symptome und/oder Mukosaschäden entstehen. Diese Definition erweist sich in der Praxis als problematisch, so daß man einen Kompromiß eingeht und wir unsere Patienten dann als Refluxkranke definieren, wenn refluxspezifische Symptome wie Sodbrennen und Regurgitation vorliegen sowie ein Mukosaschaden in Form einer Ösophagitis endoskopisch nachweisbar ist und/oder pathologischer Säure- oder Galle-Reflux in der Speiseröhre durch 24-Stunden-Langzeitfunktionsuntersuchungen nachzuweisen ist.

In dieser Studie wurde ein Patientenkollektiv analysiert, bei dem eine gastroösophageale Refluxkrankheit aufgrund der typischen Beschwerden, der endoskopisch nachgewiesenen Ösophagitis und/oder des dokumentierten pathologischen Säurerefluxes, dokumentierte werden konnte. Bei allen Patienten wurden alle anamnestischen Daten prospektiv dokumentiert und neben einer körperlichen Untersuchung auch eine Endoskopie des oberen Gastrointestinaltraktes durchgeführt. Endoskopisch verifizierbare Ösophagitis wurde nach der Einteilung von Savary und Miller dokumentiert [9]. Besondere Auffälligkeiten insbesondere die Präsenz eines Barrett-Ösophagus (klassische Definition mit spezialisiertem Zylinderepithel länger 3 cm) wurden ebenfalls festgehalten [10].

Eine stationäre Ösophagusmanometrie wurde bei jedem Patienten durchgeführt, um die Peristaltik der Speiseröhre und die Kompetenz des unteren ösophagealen Sphinkters abzuklären. Hierbei wurde ein Perfusionskatheter mit 5 flüssigkeitsgefüllten Polyethylen-Schläuchen verwendet, dessen äußerer Durchmesser 4,8 mm betrug, versehen mit lateralen Öffnungen von 0,8 mm in 5 cm Abständen vom distalen Ende des Katheters in Abständen von 90(radial angeordnet. Mit Hilfe eines pneumohydraulischen Low Compliance-Systems (MUI Motility Systems, Kanada) wurde eine konstante Infusionsrate mit destilliertem Wasser von 0,6 mm/min etabliert. Die bekannten Kriterien der Sphinkterkompetenz wie Sphinkterdruck, -gesamtlänge und intraabdominelle Länge wurden mit Hilfe einer „Station to station pull-through"-Technik in 1 cm Abständen evaluiert. Die Daten wurden mit dem Polygraph-System analysiert und auf einem Personal Computer gespeichert (System Medtronic, Düsseldorf). Die exakte Analysenmethode wurde an anderer Stelle im Detail publiziert [3, 11].

Die Ösophagusperistaltik wurde mit dem gleichen System evaluiert, wobei 10 Trocken- und 10 Naß-Schluckaktionen verwendet wurden, um Abnormalitäten zu identifizieren. Die normalen Charakteristika, mit Hilfe von 50 Probanden erhoben, sind in Tabelle 1 dargestellt. Insbesondere wurden die Anzahl der Simultankontraktionen, der nicht weitergeleiteten Kontraktionen und der repetitiven Kontraktionen analysiert.

Pathologischer Säurereflux in die Speiseröhre wurde mit Hilfe eines Langzeit-pH-Metrie-Systems (Medtronic, Düsseldorf) überprüft. Die Details dieses Protokolls wurden ebenfalls an anderer Stelle publiziert [1, 3]. Für die Analyse wurde der DeMeester-Score verwendet. Ein Scorewert von mehr als 14,7 wurde als pathologisch angesehen.

Die 24-Stunden-Magen-pH-Metrie wurde verwendet, um einerseits eine persistierende gastrale Azidität und andererseits Hinweise auf einen pathologischen duodenogastralen Reflux festzustellen. Hierbei wurde ein Diskriminanz-Score bestimmt, der ebenfalls in Probanden-Untersuchungen validiert wurde [12]. Bei Auffälligkeiten der Magenentleerung, sei es durch eine verzögerte postprandiale pH-Abstiegsphase oder durch klinische Hinweise mit entsprechendem postprandia-

Tabelle 1 Merkmale in der Manometrie

1. Merkmale beim inkompetenten unteren ösophagealen Sphinkter:	
Gesamtlänge	<2 cm
intraabdominelle Länge	<1 cm
Sphinkterdruck	<6 mmHg
2. Merkmale bei Ösophagusperistaltikstörungen:	
Kriterien für abweichende Kontraktionsmorphologie	
Amplitude	>180 mmHg
Amplitude	<20 mmHg
Dauer	>7 s
Kriterien für abweichende Peristaltikwellen	
simultan	
(= Progression >20 cm/s) >10 % der Schluckakte	
nicht weitergeleitet	
(= Amplitude <10 mmHg) > 10 % der Schluckakte	
repetitiv > 30 % der Schluckakte	

lem Völlegefühl oder Speiseresten während der Endoskopie nach entsprechender Nüchternzeit wurde eine Magenentleerungsszintigraphie zur Überprüfung der antroduodenalen Funktion und Magenentleerung durchgeführt.

Alle Patienten wurden den o.g. Funktionsuntersuchungen unterzogen und im Vergleich mit dem Probandenkollektiv festgestellt, in welchem Ausmaß die Funktionsveränderungen bzw. der Schleimhautschaden in der Speiseröhre objektiviert werden konnten.

Ergebnisse

Das mediane Alter der insgesamt 544 Patienten, 52 (4-88) Jahre. Die Geschlechtsverteilung war 199 Frauen gegenüber 345 Männern. Das Ausmaß des endoskopischen Schadens bedingt durch die Refluxkrankheit wird in Abbildung 1 demonstriert.

Erstaunlich viele Patienten haben eine Ösophagitis zum Zeitpunkt der Untersuchung obwohl weniger als 10 % dieser Patienten bis-

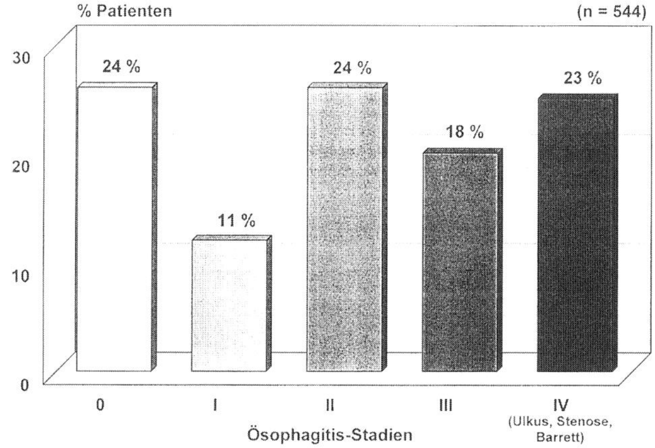

Abb. 1 Verteilung der verschiedenen Ösophagitisgrade nach Miller und Savary bei Patienten mit gastroösophagealer Refluxkrankheit.

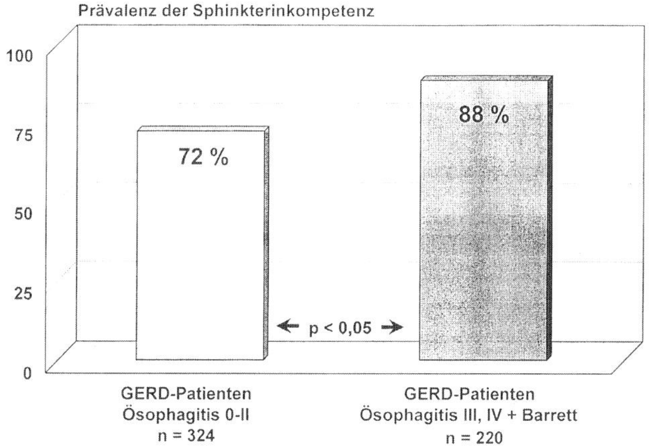

Abb. 2 Unterschiedliche Prävalenz der LES Sphinkterkompetenz in Abhängigkeit von Mukosaschaden.

her keine Medikation eingenommen haben. Insgesamt haben 220 Patienten, also etwa 40 % des Gesamtkollektivs schwere Ösophagitiden und andere Komplikationen. Im Vergleich zwischen leichterer (Ösophagitis Stadium 0-2) und fortgeschrittener Refluxkrankheit (Ösophagitis 3, 4, Barrett) ergeben sich erhebliche Unterschiede bezüglich des Funktionsstatus. Abbildung 2 demonstriert die unterschiedliche Prävalenz der Sphinkterinkompetenz bei leichter Ösophagitisform und schwerem Mukosaschaden. Insgesamt ist bei den schweren Refluxkranken die Sphinkterinkompetenz in 90 % präsent, wobei bei einigen Patienten mit peptischer Stenose möglicherweise sogar das Ergebnis noch verfälscht ist durch ein falsch-negatives Manometrieresultat bedingt durch die Enge der Stenose. Ähnliche Unterschiede lassen sich demonstrieren für die Prävalenz der insuffizienten Ösophagusperistaltik in diesen beiden verschiedenen Gruppen, da bei leichter Ösophagitis diese Prävalenz 12 % beträgt und in der fortgeschrittenen Gruppe 49 % (Abb. 3). Bei der Betrachtung der Prävalenz des pathologischen duodenogastralen Refluxes dokumentiert durch Zeichen in der 24-Stunden-Magen-pH-Metrie ergeben sich ebenfalls signifikan-

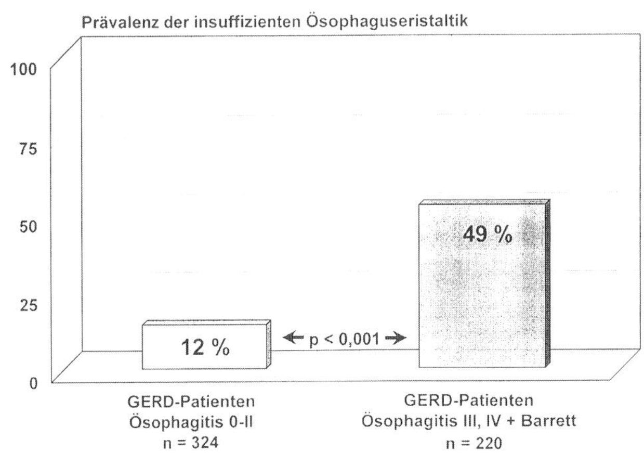

Abb. 3 Unterschiedliche Prävalenz der insuffizienten Ösophagusperistaltik in Abhängigkeit von Mukosaschaden.

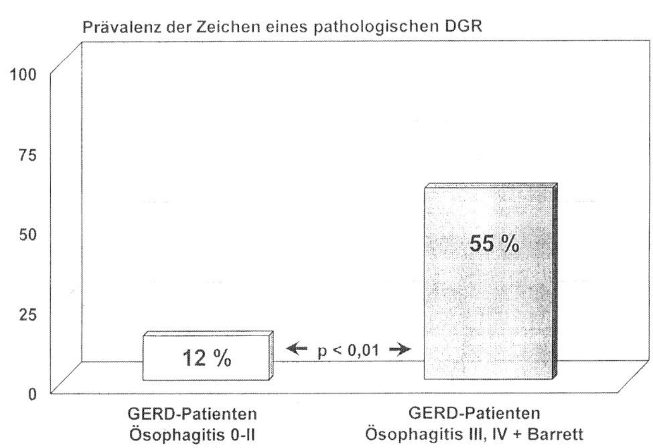

Abb. 4 Unterschiedliche Prävalenz des duodenogastralen Reflux in Abhängigkeit von Mukosaschaden.

te Unterschiede zwischen 12 und 53 % (Abb. 4). Dieses Ergebnisse werden in neuester Zeit auch bestätigt durch die Ergebnisse der 24-Stunden-Bilirubin-Monitoring.

Zusammenfassend zeigt sich ein substantieller Anteil von Patienten mit Refluxkrankheit, die sich im fortgeschrittenen Stadium sowohl mit massivem Mukosaschaden und Komplikationen des Ösophagitis-Stadiums 4 nach Miller und Savary vorstellen und dabei nachweisbar häufiger Funktionsdefekte bezüglich der Sphinkterinkompetenz, der Peristaltik und des duodenogastralen Refluxes im Vergleich zum Gesamtkollektiv der Refluxkranken haben. Für die klinische Praxis und die therapeutischen Konsequenzen bedeutet dies, daß sich aus dem Gesamtkollektiv der Refluxkranken mit Hilfe von Endoskopie und funktionsdiagnostischen Untersuchungen eindeutig Patienten selektieren lassen, die ein fortgeschrittenes Stadium der Refluxkrankheit aufweisen mit nachgewiesenen komplexen Funktionsdefekten sowie der Entwicklung von Barrett-Epithel mit spezialisierter intestinaler Metaplasie. Diese Selektionskriterien können für die langfristige Therapieplanung herangezogen werden.

Diskussion

Die Ursachen der gastroösophagealen Refluxkrankheit sind multifaktorell bestimmt [3]. Hierbei ist der wesentliche Faktor ein Funktionsdefekt des unteren ösophagealen Sphinkters, sei es die Beschreibung der Sphinkterinkompetenz meistens von chirurgischen Arbeitsgruppen festgestellt oder sei es die transiente Sphinkterrelaxierung von gastroenterologischen Arbeitsgruppen beschrieben [1, 3, 11, 13]. Es mehren sich aber auch die Nachweise, daß andere Faktoren zu dem Gesamtbild der fortgeschrittenen progressiven Verlaufsform der Refluxkrankheit beitragen [3, 4, 14]. Besonders die Komplikationsform der gastroösophagealen Refluxkrankheit, d.h. die früher im Rahmen der Ösophagitis Stadium 4 nach Miller-Savary zusammengefaßten Befunde wie Ulzerationen, Stenosen und der Barrett-Ösophagus sind häufig mehrere Ursachenkomponenten assoziiert. Letzterer wird inzwischen besser als separate Entität geführt und beinhaltet die Ingangsetzung der Reflux-Metaplasie-Dysplasie-Karzinom-Sequenz. Es ist interessant, daß etwa 40 % der Patienten ein multifaktorielles Usachenspektrum der Erkrankung aufweisen [3, 4, 15-19].

Die Ergebnisse reflektieren, daß Refluxkranke mit schwerem Mukosaschaden, d. h. einer Ösophagitis 3 und 4, häufiger Funktionsdefekte aufweisen. Im Vordergrund dieser Funktionsdefekte steht eine Fehlfunktion der Antirefluxbarriere des sog. unteren ösophagealen Sphinkters. Dies führt zu einer erhöhten Säureexposition in der Speiseröhre. Gerade bei den Patienten mit schweren Komplikationen kommt gehäuft eine Assoziation mit duodenogastralem Reflux und Rückflußmöglichkeit von Galle und toxischem Pankreassaft vor. Inzwischen konnte durch moderne Untersuchungsmethoden wie der 24-Stunden-Bilirubin-Monitoring-Methode mehrfach der Nachweis geführt werden, daß gerade der Barrett-Ösophagus mit einer erhöhten Rate an duodenogastroösophagealem Reflux einhergeht [3, 19]. In der Literatur findet sich sowohl die absolute Zunahme der Barrett-Inzidenz als auch eine erhöhte Inzidenz der Barrett-Diagnosen im Zusammenhang mit einer erhöhten Inzidenz an Endoskopien [8, 20].

Die Assoziation der häufig auftretenden Sphinkterkompetenz bei progressiver Krankheitsform mit anderen nachweisbaren Ursachenkomponenten, Peristaltikstörungen und duodenogastroösophagealem Reflux wirft die Überlegung auf, ob diese zusätzlichen Funktionsdefekte eher Folge oder Mitursache des ausgedehnten Mukosaschadens sein könnte. Hierzu wurde bereits eine Reihe von Studien publiziert, die insgesamt eher ein kontroverses Bild abgeben [3, 4, 15–17, 19].

Ein wichtiger Punkt, der angesprochen werden muß, ist die therapeutische Relevanz, die sich bei einer fortgeschrittenen gastroösophagealen Refluxkrankheit ergeben sollte. Die Protonenpumpeninhibitoren-Therapie ist sehr effektiv; bei einer nicht unerheblichen Anzahl von Patienten muß jedoch auf eine Dosissteigerung zurückgegriffen werden, um Symptom- und Entzündungsfreiheit zu gewährleisten [20]. Diese Beobachtung unterstützt die Erkenntnis und die Untersuchungen über den natürlichen Verlauf der Erkrankungen, die in der Schweiz durchgeführt wurde und zeigt, daß etwa 20 % der Patienten mit dieser Erkrankung eine progressive Verlaufsform aufweisen, die letztlich in einem fortschreitenden Krankheitsbild mit Komplikationen mündet [3, 14]. Es erscheint daher für die therapeutische Entscheidung und das Management der Erkrankung wichtig, diese Patienten mit progressiver Verlaufsform zu identifizieren. Die Ergebnisse dieser Untersuchungen haben gezeigt, daß ein schwerer Mukosaschaden häufiger mit einem mechanischen Defekt des unteren ösophagealen Sphinkters und assoziierten anderen Funktionsstörungen einhergeht.

Vor der Entscheidung zu einer Langzeittherapie, sei es nun medikamentös oder operativ, sollte deshalb der Schweregrad der Erkrankung festgestellt werden. Hierzu gehört die Überprüfung des Mukosaschadens mit Hilfe der Endoskopie. Bei Vortherapie mit Protonenpumpeninhibitoren ist dieser Parameter jedoch eingeschränkt, da die Ösophagitis dann häufig schon reduziert ist. Die zweite wichtige Untersuchungsmöglichkeit besteht in Funktionsuntersuchungen, das Ausmaß der mechanischen Sphinkterstörung oder der Häufigkeit transienter Sphinkterrelaxierung sowie dem Ausmaß einer Peristaltikstörung und der Säure- und Gallebelastung der Ösophagusschleimhaut. Aufgrund dieser Informationen läßt sich der Schweregrad der Erkrankung bestimmen und als Entscheidungshilfe zur Therapie verwenden.

Die bisher vorliegenden randomisierten Studien zum Vergleich: „medikamentöse oder chirurgische Therapie“ zeigen leichte Vorteile für die chirurgische Therapieversion bei entsprechender Patientenselektion, die jedoch zweifelsohne durch eine Dosissteigerung der Protonenpumpeninhibitoren gleichziehen können [21]. Dies bedeutet, daß eine präzise Indikationsstellung bei der chirurgischen Therapie unbedingt erforderlich ist, um das erhöhte Risiko eines operativen Eingriffs zu rechtfertigen [22, 23]. Besonders sinnvoll erscheint die Operationsindikation bei Patienten mit fortgeschrittener Erkrankung, wenn diese Patienten gut selektiert werden und das Ausmaß der Erkrankung vor dieser Entscheidung eindeutig identifiziert wird. Nur so lassen sich die guten Ergebnisse der kürzlich publizierten Studien zur laparoskopischen Antirefluxchirurgie wiederholen und operative Eingriffe bei dieser gutartigen Erkrankung rechtfertigen.

Literatur

1. DeMeester TR (1987) Definition, detection and pathophysiology of gastroesophageal reflux disease. In: International trends in general thoracic surgery, Vol 3. Hrsg: DeMeester TR, Matthews HR. Benign esophageal disease. Mosby, St Louis, S 99–127
2. Richter JE (1994) Management of gastro-esophageal reflux disease 1995. Pathophysiological basis of therapy for gastro-esophageal reflux disease. Dis Esoph 7: 223–229
3. Fuchs KH, Freys SM, Heimbucher J, Fein M, Thiede A (1995) Pathophysiologic spectrum in patients with gastroesophageal reflux disease in a surgical GI function laboratory. Dis Esoph 8: 211–217
4. Stein HJ, Barlow AP, DeMeester TR, Hinder RA (1992) Complications of gastroesophageal reflux disease: Role of the lower esophageal sphincter, esophageal acid/alkaline exposure, and duodenogastric reflux. Ann Surg 216: 35–43
5. Fuchs KH, Engemann R, Thiede A (1994) Chirurgische oder konservative Therapie des Barrett-Oesophagus? Chirurg 65: 88–95
6. Spechler SJ, Goyal RK (1986) Barrett's esophagus. N Engl J Med 315: 362–371
7. Schnell TG, Sonntag SJ, Chejfec A (1992) Adenocarcinomas arising in tongues or short segments of Barrett's esophagus. Dig Dis 37: 137–143
8. Pera M, Cameron AJ, Trastek VF, Carpenter HA, Zinsmeister AR (1993) Increasing incidence of adenocarcinoma of the esophagus and esophagogastric junction. Gastroenterology 104: 510–513
9. Savary M, Miller G (1978) The esophagus. In: Handbook and atlas of endoscopy. Hrsg: SA Gasmann. Solothurn

10. Skinner DB, Walther BC, Riddell RH, Schmidt H, Iascone C, DeMeester TR (1983) Barrett's esophagus. Ann Surg 198: 554–566
11. Zaninotto G, DeMeester TR, Schwizer W, Johansson KE, Cheng SC (1988) The lower esophageal sphincter in health and disease. Am J Surg 155: 104–111
12. Fuchs KH, DeMeester TR, Hinder RA, Stein HJ, Barlow AP, Gupta NC (1991) Computerized identification of pathological duodenogastric reflux using 24-hour gastric pH monitoring. Ann Surg 213: 13–20
13. Dent J, Holloway RH, Toouli J, Dodds WJ (1988) Mechanisms of lower oesophageal sphincter incompetence in patients with symptomatic gastro-oesophageal reflux. Gut 29: 1020–1028
14. Ollyo JB, Monnier P, Fontolliet C (1993) The natural history and incidence of reflux esophagitis. Gullet 3: 3–10
15. Joelsson BE, DeMeester TR, Skinner DB, et al (1982) The role of the esophageal body in the antireflux mechanism. Surgery 92: 417–424
16. Kahrilas PJ, Dodds WJ, Hogan WJ, Kern M, Arndorfer RC, Reece A (1986) Esophageal peristaltic dysfunction in peptic esophagitis. Gastroenterology 91: 897–904
17. Eckhardt VF (1988) Does healing of esophagitis improve esophageal motor function? Dig Dis Sci 33: 161–165
18. Barlow AP, DeMeester TR, Boll CS, Eypasch EP (1989) The significance of the gastric secretory state in gastroesophageal reflux disease. Arch Surg 124: 937–940
19. Fein M, Ireland AP, Ritter MP, Peters JH, Hagen JA, Bremner CG, DeMeester TR (1997) Duodenogastric reflux potentiates the injurious effects of gastroesophageal reflux. J Gastrointest Surg 1: 27–33
20. Klinkenberg-Knol EC, Festen HPM, Janesen JBM (1994) Long-term treatment with omeprazole for refractory esophagitis efficacy and safety. Ann Intern Med 121: 161–167
21. Lundell L, and the Nordic GERD study group (1999) Omeprazole or antireflux surgery int the long-term management of gastro-oesophageal reflux disease: Results of a multicentre, randomised clinical trial. Gastroenterology 114: G0848
22. Eypasch E, Neugebauer E, Fischer F, Troidl H (1997) Laparoscopic antireflux surgery for gastroesophageal reflux disease (GERD). Results of a consensus development conference. Surg Endosc 11: 413–426
23. Fuchs KH, Feussner H, Bonavina L, Collard JM, Coosemans W, for the European Study Group for Antireflux Surgery (1997) Current status and trends in laparoscopic antireflux surgery: results of a consensus meeting. Endoscopy 29: 298–308

Diagnostik der gastroösophagealen Refluxkrankheit

Tammo von Schrenck

Die gastroösophageale Refluxkrankheit stellt eine der häufigsten gastroenterologischen Erkrankungen dar. Während die Diagnose der Refluxösophagitis endoskopisch gestellt wird, beschreiben die Begriffe gastroösophageale Refluxkrankheit, Refluxerkrankung, im englischsprachigen Schrifttum „gastroesophageal reflux disease" („GERD"), einen Symptomenkomplex, der zwar häufig mit der Refluxösophagitis assoziiert ist, aber auch ohne endoskopisch verifizierte Schleimhautveränderungen auftreten kann. Bei einem Teil der Patienten mit gastroösophagealer Refluxkrankheit spielt eine atypische gesteigerte Perzeption von Reflux eine Rolle [49, 62, 69, 82], dieses steht im Gegensatz zu den Patienten mit nachgewiesenem Barrett-Ösophagus: bei dieser durch einen über Jahre bestehenden gastroösophagealen bzw. auch duodenogastroösophagealen Reflux bedingten prämalignen Erkrankung ist offensichtlich die ösophageale Schmerzperzeption vermindert [36]. Vor dem Hintergrund der komplexen Beziehung von Beschwerden und endoskopisch gesicherter Entzündung der Speiseröhre kommt den diagnostischen Verfahren, die den gastroösophagealen und auch duodenogastroösophagealen Reflux objektivieren, eine besondere Bedeutung zu. Die Frage, welches diagnostische Verfahren anzuwenden ist, richtet sich wesentlich nach der Art der Fragestellung (Tabelle 1) und nicht zuletzt nach der therapeutischen Konsequenz, die die Ergebnisse der diagnostischen Maßnahmen bedeuten.

Tabelle 1 Extraösophageale Manifestation der gastroösophagealen Refluxkrankheit

Bronchopulmonale Erkrankungen	
	Asthma bronchiale
	Chronische Bronchitis
	Aspirationen
Hals-Nasen-Ohren	
	Chronische Heiserkeit
	Pharyngitis
	Posteriore Laryngitis
	Stimmbandgranulome und Stimmbandulzera
Andere Erkrankungen	
	„Nichtkardialer" Thoraxschmerz

Typische Symptome

Symptome der gastroösophagealen Refluxkrankheit sind unter Erwachsenen in westlichen Zivilisationen mit einer Prävalenz von bis zu 20 % sehr häufig und nehmen weiter zu. Bei Patienten mit pathologischem, in der pH-Metrie objektiviertem Säurereflux in den Ösophagus stehen Sodbrennen in ca. 70 % und retrosternales Brennen in ca. 60 % der Fälle im Vordergrund. Häufig wird die Symptomatik postprandial und durch flache Lagerung verstärkt [38, 62]. Ein weiteres Symptom ist die Säureregurgitation, die in ca. 60 % der Fälle auftritt und auch unter der effektiven medikamentösen Säuresekretionshemmung ein persistierendes Problem darstellen kann [23, 62]. In ungefähr der Hälfte der Fälle besteht das Symptom der gastroösophagealen Refluxkrankheit in einem retrosternalen Druckgefühl, das den Verdacht auf eine koronare Herzerkrankung hervorrufen kann. Weitere, wenngleich weit weniger spezifische Symptome sind Aufstoßen und Übelkeit.

Extraösophageale Manifestationen der gastroösophagealen Refluxerkrankung

In den letzten Jahren haben zahlreiche Studien eindeutig belegen können, daß das Spektrum der Manifestationen der gastroösophagealen Refluxerkrankung sich auch auf bronchopulmonale Erkrankungen und solche aus dem Gebiet der Hals-Nasen-Ohrenheilkunde erstreckt (Tabelle 1). 35 % bis 90 % der Patienten mit Asthma bronchiale oder chronisch obstruktiver Bronchitis leiden unter einem pathologischen gastroösophagealen Reflux. Dabei haben ca. 30 % der Patienten mit chronischen bronchopulmonalen Erkrankungen keine typischen ösophagealen Refluxsymptome [10, 20, 21, 30, 39]. Pathophysiologisch werden als Ursache für diesen Zusammenhang zwischen gastroösophagealen Reflux und bronchopulmonalen Erkrankungen diskutiert: 1) durch Säure bedingte Triggerung von vagal vermittelten Reflexen, die eine Bronchokonstriktion auslösen und aufrecht erhalten können 2) Mikroaspirationen von Säurerefluat. An einen Zusammenhang zwischen gastroösophagealer Refluxerkrankung und bronchopulmonalen Erkrankungen sollte vor allem dann gedacht werden, wenn asthmatypische Symptome in hohem Lebensalter auftreten, durch Mahlzeiten und/oder eine flache Lagerung verschlechtert werden, wenn keine typische Familienanamnese vorliegt, aber besonders dann, wenn eine Therapie mit β-2-adrenergen Substanzen oder mit Theophyllin eine Verschlechterung der bronchopulmonalen Erkrankung bewirkt. Der letztgenannte Zusammenhang erklärt sich aus den Effekten auf den unteren Ösophagussphinkter (UÖS): der Druck des UÖS wird durch β-2-adrenerge Substanzen oder Theophyllin vermindert, ein Reflux somit erleichtert [20, 30, 35, 59, 62, 63, 83, 89].

Ein klinisch relevantes Problem stellen die in der Literatur häufig als nichtkardiale Thoraxschmerzen bezeichneten Beschwerden dar, die als ein weiteres extraösophageales Symptom eines pathologischen gastroösophagealen Säurerefluxes angesehen werden. Die Bezeichnung „nichtkardialer Thoraxschmerz" bezieht sich auf solche Fälle, in denen eine koronare Herzerkrankung in der Regel durch die Koronarangiographie ausgeschlossen wurde und die Schmerzen durch einen in der pH-Metrie nachgewiesenen pathologischen Säurereflux erklärt werden. Experimentelle und wenige klinische Beobachtungen haben aufgezeigt, daß koronare Spasmen möglicherweise durch einen gastroösophagealen Säurereflux provoziert werden können [18, 70].

Protonenpumpeninhibitoren (PPI)-Test

Der wichtigste, wenngleich nicht der einzige zur gastroösophagealen Refluxerkrankung und Refluxösophagitis führende Mechanismus ist der Reflux von Magensäure. Eine Anhebung des Magen-pH durch Hemmung der Säuresekretion bewirkt nicht nur eine effektive Abheilung erosiver Schleimhautveränderungen der Speiseröhre, sondern auch eine in der Akut- und Langzeittherapie effektive Linderung der Refluxsymptome [7, 86]. In Hinblick auf die Therapie der Refluxösophagitis und ihrer Rezidivprophylaxe sind PPI allen anderen Medikamenten wegen der besonders effektiven Säuresekretionshemmung überlegen [7, 86]. Vor diesem Hintergrund ist der empirische Einsatz von PPI als diagnostischer Test für die gastroösophageale Refluxerkrankung propagiert worden. Einige Autoren beschreiben eine mit der pH-Metrie vergleichbare Sensitivität und Spezifität [67]. Vorteile sind dabei die einfache Durchführung und die geringen Kosten, ein Nachteil besteht vor allem darin, daß der Test auf der Beschreibung von Symptomen beruht, die erheblichen interindividuellen und intraindividuellen Schwankungen unterliegen. Wichtig ist eine ausreichend hohe Dosierung des PPI (mindestens 1mal, besser 2mal 40 mg/die) über ein bis zwei Wochen. Unklare Fälle bedürfen in jedem Falle der weiteren Abklärung mit Endoskopie und gegebenenfalls auch pH-Metrie und Manometrie. Fass et al. beschreiben, daß der probatorische Einsatz des PPI Omeprazol bei dem sogenannten nichtkardialen Thoraxschmerz eine hohe Spezifität und Sensitivität hinsichtlich des Nachweises von gastroösophagealem Säurereflux besitzt [18].

Endoskopie

Die Diagnose der Refluxösophagitis basiert auf dem endoskopischen Nachweis typischer Entzündungszeichen der Speiseröhre (Tabelle 2). Das Ausmaß kann dabei von leichten Schleimhautrötungen über Ulzerationen bis hin zu Komplikationen wie Blutungen oder Stenosen bzw. Strikturen reichen. Um dieses Spektrum besser klassifizieren zu können, ist die Refluxösophagitis von zahlreichen Autoren in Stadien eingeteilt worden. Dabei hat sich die Stadieneinteilung nach Savary und Miller gegenüber anderen Klassifizierungen in den meisten Studien durchsetzen können [7, 87]. Im Stadium I finden sich isolierte Erosionen, im Stadium II longitudinal konfluierende Erosionen, die im Stadium III zirkulär konfluieren. Das Stadium IV beschreibt komplizierende Schleimhautveränderungen mit Ulzera, Strikturen bzw. Stenosen [7]. Die Biopsie bei endoskopisch typischer Refluxösophagitis ist zwar grundsätzlich nicht erforderlich, für die Diagnosestellung des Barrett-Ösophagus und bei dem Verdacht auf ein Malignom jedoch zwingend (siehe unten). Die Endoskopie ist in jedem Fall indiziert, wenn Alarmsymptome vorliegen: diese sind Dysphagie, Anämie und Gewichtsverlust.

24-Stunden-pH-Metrie

Der Messung des intraösophagealen pH kommt eine hohe diagnostische Bedeutung zu, da sie wie keine andere Technik das Ausmaß des Säurerefluxes objektiviert. Die pH-Metrie ist dann indiziert, wenn ein gastroösophagealer Säurereflux in unklaren Fällen oder vor operativen Eingriffen in der Antirefluxchirurgie objektiviert werden soll. Die pH-Metrie gewinnt auch deswegen zunehmend

Tabelle 2 Diagnostische Verfahren bei gastroösophagealer Refluxkrankheit

Verfahren	Ziel- und Fragestellung
pH-Metrie	Objektiviert und quantifiziert gastroösophagealen Säurereflux
Bilirubindetektion	Objektiviert und quantifiziert duodenogastro-ösophagealen Reflux durch Nachweis von Bilirubin
Manometrie	Erfassung von Motilitätsstörungen des Ösophaguskorpus und Inkompetenz des unteren Ösophagussphinkters
Endoskopie	Nachweis von Ösophagitis, Barrett-Ösophagus (Biopsie erforderlich), Hernien, Divertikeln
Röntgendarstellung	Nichtinvasive Darstellung von Motilitätsstörungen, Hernien, Divertikeln
Ösophagusszintigraphie	Nichtinvasiver Nachweis von Störungen der Clearancefunktion des Ösophagus und von Reflux

an Bedeutung, weil zahlreiche Studien die außerordentlich ausgeprägten interindividuellen Unterschiede hinsichtlich der Perzeption ösophagealer Stimuli (z. B. Druck oder auch Säure) deutlich gemacht haben [62, 82]. Dies bedeutet, daß die Symptome gastroösophagealen Refluxes nicht unbedingt Ausdruck einer pathologischen Säureexposition des Ösophagus sein müssen. Es herrscht aufgrund der kürzlich erschienenen Berichte über Konsensuskonferenzen zum Thema laparoskopische Antirefluxchirurgie die weitgehend einheitliche Meinung, daß vor solchen Eingriffen die 24-Stunden-pH-Metrie zusammen mit der Endoskopie und der Manometrie des Ösophagus zur Sicherung der Diagnose und Planung des Eingriffes durchgeführt werden sollte [9, 24].

Für die pH-Metrie stehen heute zuverlässige Sondensysteme zur Verfügung, die Messungen über einen Zeitraum von 24 Stunden erlauben. Grundsätzlich werden zwei Sondentypen verwendet: Glaselektroden haben den Vorteil hoher Präzision und einer über den gesamten relevanten pH-Bereich kurzen Ansprechzeit von <2 Sekunden, aber den Nachteil einer hohen Fragilität und Rigidität und den eines relativ großen Außendurchmessers. Antimonelektroden sind flexibler und besitzen einen kleineren Durchmesser als Glaselektroden, allerdings ist die Ansprechzeit bei pH-Werten >4 länger. Da Antimonsonden mehrere Meßpunkte aufnehmen können, ohne daß dabei nennenswert der Außerdurchmesser zunimmt, eignen sie sich sehr gut für die 2-Kanal-pH-Metrie, bei der im Ösophagus und gleichzeitig im Magen ein pH-Profil aufgezeichnet wird. Letzteres kann gerade in Zusammenhang mit dem pH-Profil im Ösophagus wertvolle Hinweise auf solche Störungen geben, die eine vermehrte Säureexposition bzw. gastrale Hyperazidität des Magens und ggf. auch des Ösophagus bedingen. Auch bei intakter Sphinkterfunktion kann eine Steigerung der Magensäuresekretion (z. B. Zollinger-Ellison-Syndrom) oder eine Magenentleerungsstörung (z. B. bei Pylorus- oder Duodenalstenose) einen gastroösophagealen Reflux begünstigen. Andererseis bietet die Zwei-Kanal-pH-Metrie auch den Vorteil, indirekt Hinweise für einen duodenogastroösophagealen Reflux zu erfassen, wenn eine gleichzeitige Alkalisierung von Magen- und Ösophagus-pH vorliegt [11, 12, 33, 34, 37].

Für die Standardisierung und Reproduzierbarkeit der Untersuchungen ist die genaue Plazierung der Sonde wichtig: der intraösophageale Meßpunkt sollte 5 cm oberhalb des oberen Randes des unteren Ösophagussphinkters positioniert sein. Um diese Plazierung zu ermöglichen, ist die Ösophagusmanometrie, bei der die Lage und Länge des unteren Ösophagussphinkters genau lokalisiert wird, eine wertvolle Hilfe. Fehlt die Möglichkeit der Manometrie oder soll diese nicht durchgeführt werden, kann als weniger genaues Verfahren der Umsprung des pH vom alkalischen Ösophagus-pH zum sauren Magen-pH am Registriergerät abgelesen und somit die Lage des gastroösophagealen Überganges ungefähr festgelegt werden.

Während der Messung sollte der Patient ein Protokoll mit sich führen und seine Aktivitäten, Mahlzeiten und Refluxsymptome aufschreiben, dabei sollte auch vermerkt werden, zu welchen Zeiten eine liegende und somit refluxfördernde Körperposition eingehalten wurde. Nach der Aufzeichnung über 24 Stunden sind im Registriergerät ca. 20 000 Einzelmessungen des pH gespeichert. Es ist ein großes Verdienst der Arbeitsgruppe um DeMeester, anhand der zahlreichen Einzelmesungen ein valides Score-System entwickelt zu haben, mit dessen Hilfe sich der normale, d. h. physiologischerweise auftretende gastroösophageale Reflux von einem pathologischen Reflux differenzieren läßt. Sechs Kernkriterien wurden etabliert, für die unter Berücksichtigung der Mittelwerte und Standardabweichungen eines definierten gesunden Kontrollkollektivs mit Festlegung der 95. Perzentile Einzelscores errechnet werden (siehe Tabelle 3). Aus der Summe der Einzel-Scores wird ein Gesamt-Score berechnet, Werte >14,7 gelten

Tabelle 3 Ösophagus-pH-Metrie: Kernkriterien und Score-System zur Erfassung eines pathologischen gastroösophagealen Säurerefluxes (DeMeester-Score)

Parameter	x ± 1 SD	Score
1. % Zeit mit pH < 4 (gesamt)	1,5 ± 1,4	1,6
2. % Zeit mit pH < 4 (aufrecht)	2,2 ± 2,3	1,5
3. % Zeit mit pH < 4 (liegend)	0,6 ± 1,0	1,2
4. Zahl der Refluxepisoden	19 ± 13	1,4
5. Längste Refluxepisode < 4 (gesamt)	6,7 ± 7,9	0,5
6. Zahl der Episoden pH < 4 über > 5 min	0,8 ± 1,2	0,3

Während der Aufzeichnung des intraösophagealen pH über den Zeitraum von 24 Stunden werden über 20000 Einzelmessungen vorgenommen, deren standardisierte Auswertung durch ein praktikables und sinnvolles Scoring-System ermöglicht wird. Von der Arbeitsgruppe um DeMeester wurden dazu umfangreiche Untersuchungen an exakt definierten Kollektiven von gesunden Kontrollpersonen und von Patienten mit gesicherter gastroösophagealer Refluxkrankheit durchgeführt und aus den relevanten Parametern die oben genannten sechs Kernkriterien abgeleitet. Die statistische Analyse dieser Kollektive ergab, daß die 95. Perzentile als zuverlässiger Grenzwert für die Differenzierung eines physiologischen von einem pathologischen Säurereflux herangezogen werden kann. Diesem Grenzwert entspricht ein Score von 14,7. Score-Werte von >14,72 gelten somit als Ausdruck eines pathologisch gesteigerten Säurerefluxes in den Ösophagus [11, 12, 34].

als Ausdruck eines pathologischen Säurerefluxes. Für die Auswertung stehen heute PC-gesteuerte Programme zu Verfügung, die eine rasche und zuverlässige Bearbeitung erlauben [1, 11, 12, 34, 37].

Die pH-Metrie ist nur dann aussagefähig, wenn vor bzw. während der Untersuchung keine Antazida, säuresekretionshemmenden Medikamente oder Prokinetika eingenommen wurden. Protonenpumpeninhibitoren (Omeprazol, Lansoprazol und Pantoprazol) haben eine langanhaltende Wirkung durch irreversible Hemmung der H^+/K^+-ATPase und sollten deswegen mindestens ca. zwei Wochen vor der pH-Metrie abgesetzt worden sein. Histamin-2-Rezeptorantagonisten wirken weniger lang anhaltend als Protonenpumpeninhibitoren, sollten aber mindestens ca. eine Woche vor der Untersuchung nicht mehr eingenommen werden.

24-Stunden-Bilirubin-Monitoring

In der Pathogenese der gastroösophagealen Refluxkrankheit und der Refluxösophagitis kommt nicht nur der Säure, sondern auch der Galle eine wichtige Bedeutung zu. Dieses gilt offenbar besonders für die Entstehung des Barrett-Ösophagus [84]. Es stehen seit einigen Jahren für die Routine fiberoptische spektrophotometrische Systeme zur Verfügung, die die Bilirubinabsorption durch Erfassung des charakteristischen Absorptionsmaximums bei 450 nm im Ösophagus und/oder im Magen messen und somit einen Gallereflux detektieren. Die im Vergleich zu den Standard-pH-Metriesonden im Außendurchmesser nur unwesentlich größeren fiberoptischen Kabel werden wie bei der pH-Metrie plaziert. Die Absorptionswerte werden über 12 Stunden registriert und können mit standardisierten Programmen am PC analysiert werden. Ein Absorptionswert von >0,14 wird als Grenzwert definiert, Werte von >0,14 entsprechen einem Reflux von Bilirubin [19] Grundsätzlich ist die Kombination von pH-Metrie und Messung des Bilirubinrefluxes sehr sinnvoll, da ein Gallereflux in der Regel mit einem Säurereflux verbunden ist; ein isolierter Gallereflux ist hingegen eine Rarität [33, 76].

Ösophagusmanometrie

Manometrische Untersuchungen des Ösophagus haben einen hohen Stellenwert. Sie erlauben die Objektivierung der beiden häufigsten Ursachen für die gastroösophageale Refluxkrankheit: 1.) die Insuffizienz des unteren Ösophagussphinkters und 2.) Störungen der Motilität des Ösophaguskorpus. Insbesondere für die Indikationsstellung zu antirefluxchirurgischen Eingriffen, zur Planung der Operationstechnik (Art und Ausmaß der Fundoplicatio) und zur postoperativen Kontrolle ist die Manometrie das Verfahren der ersten Wahl [23]. Die Manometrie detektiert zuverlässig Motilitätsstörungen wie die Achalasie, den diffusen Ösophagusspasmus, den hypertensiven unteren Ösophagussphinkter, aber auch Störungen bei Bindegewebserkrankungen (z. B. Sklerodermie) mit verminderter Kontraktilität und konsekutiv reduzierter Säureclearance. Es ist gerade vor operativen Eingriffen in der Antirefluxchirurgie wichtig, solche Erkrankungen auszuschließen oder nachzuweisen, bei denen die verminderte Ösophagusmotilität die Säureclearance stört und eine Refluxösophagitis bzw. Symptome eines gastroösophagealen Refluxes hervorruft.

Für die Manometrie des Ösophagus stehen zwei unterschiedliche Systeme zur Verfügung:

1.) Systeme mit flüssigkeitsperfundierten Kathetern zur indirekten Registrierung von Drucken über extrakorporale Druckaufnehmer. Die stationäre Manometrie hat die weiteste Verbreitung gefunden: sie eignet sich zur exakten Lage- und Längenbestimmung der Ösophagussphinkteren, erfaßt Motilitätsstörungen des tubulären Ösophagus und mißt die Drücke im Korpus und in den Sphinkteren. Der Katheter wird dazu zunächst in den Magen vorgeschoben und dann zu definierten Zeitpunkten (30 Sekunden) in 1-cm-Schritten zurückgezogen. Der Zeitraum der Messung erstreckt sich in der Regel auf 5 bis 10 Minuten [22],

2.) Katheter mit intrakorporalen Druckaufnehmern können lageunabhängig eingesetzt werden, lassen sich an handliche Speichergeräte anschließen und eignen sich somit für ambulante Druckmessungen über Zeiträume bis zu 24 Stunden. Bei dem im Vergleich zur der stationären Manometrie wesentlich längeren Aufzeichnungszeitraum lassen sich vor allem inkonstant auftretende Motilitätsstörungen der tubulären Speiseröhre besser nachweisen [75].

Insbesondere für die Planung von operativen Eingriffen, aber auch zur Differentialdiagnostik von Motilitätsstörungen erlaubt die Ösophagusmanometrie wichtige Kernaussagen, die in Tabelle 4 aufgeführt sind. Diese Aussagen können die Diagnose einer gastroösophagealen Refluxkrankheit untermauern und für die chirurgisch-therapeutischen Konzepte wichtige Entscheidungshilfen geben. Die Indikation zur Manometrie ist dann sinnvoll, wenn eine gastroösophageale Refluxkrankheit infolge von Motilitätsstörungen bzw. Insuffizienz des unteren Ösophagussphinkters vermutet wird und wenn sich aus den manometrischen Befunden auch therapeutische Konsequenzen ergeben [9, 24].

Ösophagusszintigraphie

Die Szintigraphie erfolgt mit radioaktiven Markern, die einer semisoliden oder flüssigen Nahrung beigefügt werden. Mit dieser Technik läßt sich nichtinvasiv der Transit durch den Ösophagus darstellen und eine pathologische Retention (z. B. bei Achalasie oder hypertensivem unteren Ösophagussphinkter) nachweisen. Insbesondere kann die Szintigraphie Störungen der Ösophagusclearance von einem Reflux aus dem Magen differenzieren. Wichtig ist die exakte Standardisierung der Untersuchung (Nahrung mit verschiedenen Konsistenzen, Darstellung mehrfacher Schluckakte). Die Ösophagusszintigraphie stellt ein komplementäres Verfahren dar, dessen Hauptvorteil in der geringen Invasivität liegt. Ergibt sich ein pathologischer Befund, bedarf es weiterführender diagnostischer Techniken (Manometrie, pH-Metrie), die Art und Ausmaß der Störung genauer differenzieren [80, 81].

Röntgenuntersuchungen

Die radiologische Darstellung des Ösophagus mit Kontrastmittel war in der Ära vor der Einführung von Endoskopie und Manometrie der Goldstandard in der Diagnostik von Ösophaguserkrankungen. Wesentliche Erkenntnisse über ösophageale Funktionsstörungen wurden durch radiologische Untersuchungen gewonnen. Die zunehmende Verbreitung der Endoskopie hat allerdings zu einem deutlichen Rückgang der Röntgenuntersuchungen geführt. Moderne radiologische Techniken und digitale Bildverarbeitung erlauben es heute, Bewegungsabläufe des Schluckaktes und der Ösophagusperistaltik mit mehreren Bildern in der Sekunde präzise darzustellen.

Bei Symptomen einer gastroösophagealen Refluxkrankheit ist die Röntgendarstellung indiziert, wenn Motilitätsstörungen des Ösophagus nichtinvasiv, also unter Umgehung von Endoskopie und Manometrie objektiviert werden sollen oder wenn Symptome einer Obstruktion vorliegen. Die Röntgenuntersuchung des Ösophagus bzw. der gastroösophagealen Übergangsregion hat einen hohen diagnostischen Stellenwert in solchen Situationen behalten, in den sich in der Endoskopie die Art, Lokalisation und Ausdehnung von Divertikeln, Hernien oder Stenosen nicht eindeutig objektivieren läßt. Für die Beurteilung der Schleimhautveränderungen ist jedoch die Endoskopie mit der damit gegebenen Möglichkeit der Biopsie das Verfahren der ersten Wahl.

Tabelle 4 Ösophagus-Manometrie: Relevante Aussagen. Zusammenstellung von Aussagen, die zur Beurteilung der Ösophagusmotilität und der Kompetenz des unteren Ösophagussphinkters relevant sind. Der respiratorische Inversionspunkt („RIP") beschreibt den Punkt innerhalb des unteren Ösophagussphinkters, an dem die atemabhängige Deflektion der Druckkurve bei Inspiration von einem positiven Ausschlag im Abdomen zu einem negativen Auschlag im Thorax umschlägt. Die Bestimmung dieses Punktes erlaubt die Längenbestimmung des intraabdominellen und intrathorakalem Anteils des unteren Ösophagussphinkters und ist von Bedeutung für die exakte Messung des Sphinkterruhedruckes, der sich aus der Differenz zwischen intragastralem Druck und dem endexpiratorischen Druck unmittelbar distal des RIP errechnen läßt.

Oberer Ösophagussphinkter
Lage des untereren Randes
Lage des oberen Randes
Länge des OÖS
Schluckreflektorische Relaxation ?

Unterer Ösophagussphinkter
Lage des untereren Randes
Lage des oberen Randes
Länge des unteren Ösophagussphinkters
Lage des respiratorischen Inversionspunktes (RIP)
Länge des intraabdominellen Anteils
Länge des intrathorakalen Anteils
Sphinkterruhedruck
Relaxationsverhalten

Ösophaguskorpus
Lassen sich vermehrt pathologische Kontraktionen nachweisen
- Simultan ?
- Repetitiv ?
- Zu kurze Dauer ?
- Mehrgipflig ?
- Nicht-weitergeleitet ?
- Medianwerte der Schluckamplituden <20 mmHg ?
- Spastische Kontraktionen (> 180 mmHg oder >7 s) ?

Bedeutung der Helicobacter-pylori-Infektion

Auf den ersten Blick erscheint ein Zusammenhang zwischen der gastroösophagealen Refluxkrankheit und einer Helicobacter-pylori-Infektion des Magens nicht unbedingt naheliegend. Die Prävalenz der Helicobacter-pylori-Infektion unterscheidet sich bei Patienten mit gastroösophagealer Refluxkrankheit nicht gegenüber Kontrollgruppen ohne die Erkrankung, allerdings haben mit cagA$^+$-Helicobacter-pylori-Stämmen infizierte Patienten möglicherweise in geringerem Maße Komplikationen der gastroösophagealen Refluxkrankheit [85]. Dieses könnte in der bei einer Infektion mit cagA$^+$-Stämmen vermehrten Inflammation, deswegen verminderten Säuresekretion und rascher voranschreitenden Atrophie der gastralen Mukosa begründet sein [85].

Nach erfolgreicher Eradikationstherapie der Helicobacter-pylori-Infektion wurden Phänomene beobachtet, die für die Entstehung und Aufrechterhaltung der gastroösophagealen Refluxkrankheit und die Therapie der säurebedingten Ösophaguserkrankungen relevant sind: Der mediane intragastrale pH liegt nach der Eradikationstherapie niedriger als vor der Therapie und nach Eradikationstherapie ist der Effekt, den eine Standarddosis eines Protonenpumpeninhibitors auf die Hemmung der Säuresekretion des Magens ausübt, geringer als vor der Eradikationsbehandlung [43]. Refluxsymptome treten gehäuft nach einer Eradikationstherapie auf [41, 42]. Als plausible Erklärungen für diese Beobachtungen, die eine vermehrte Säuresekretion nach Helicobacter-pylori-Eradikation implizieren, werden angeführt:

a) Rekonstitution der Magenmukosa und damit auch der Parietalzellmasse und -funktion [17, 50].

b) Aufheben der inhibitorischen Effekte, die eine Helicobacter-pylori-Infektion bei einigen, aber nicht allen Patienten durch Beeinflussung der neuroendokrinen Regulation der Säureregulation haben kann [15, 53].

c) Vermehrte Nahrungszufuhr nach erfolgreicher Helicobacter-pylori-Eradikationstherapie: zahlreiche Patienten mit Helicobacter-pylori-Infektion und symptomatischen Gastritiden bzw. Ulzera vermeiden Nahrungsmittel bzw. Lebensgewohnheiten, die auch den Reflux fördern können. Nach Beseitigung der Infektion, vor allem aber nach Abheilen der komplizierenden Erkrankungen (z. B. Ulkus) kommt es zur Appetitzunahme und damit auch zum vermehrten Auftreten des gastroösophagealen Refluxes.

Eine effektive säuresekretionshemmende Dauertherapie, wie sie bei der Refluxösophagitis vor allem mit Protonenpumpeninhibitoren indiziert sein kann, beeinflußt die Verteilung der durch Helicobacter pylori bedingten Gastritis. Dabei stand auch zur Diskussion, daß sich unter dem Einfluß der Säuresekretionshemmung die Helicobacter-pylori-Gastritis schneller in Richtung Atrophie und somit prämaligne Veränderung entwickelt [40, 78]. Nachgewiesen ist jedoch lediglich, daß eine jahrelange effektive Säuresekretionshemmung bei Helicobacter-pylori-Infektion zu einer Zunahme der Korpusgastritis führt und daß es infolge der unter Säuresekretionshemmung – übrigens auch nach Vagotomie – physiologischen Hypergastrinämie zu einer Hyperplasie argyrophiler Zellen kommt [14]. Die langfristige klinische Relevanz dieser Veränderungen wird nicht einheitlich gesehen, es fehlen zur Zeit eindeutige Hinweise, daß sie auf prämaligne oder gar maligne Prozesse hinauslaufen. Bei eventuell notwendiger Diagnostik in Hinblick auf Erkrankungen des Magens bzw. des Duodenum (z. B. Biopsien zum Helicobacter-pylori-Nachweis) sollte aber die Umverteilung der Helicobacter-pylori-Gastritis vom Antrum in die Korpusregion unter Säuresekretionshemmung bedacht werden.

Bedeutung des Barrett-Ösophagus

Barrett beschrieb im Jahre 1950 entzündlich-ulzeröse Veränderungen im Bereich des distalen Ösophagus, die durch eine Umwandlung des ösophagealen Plattenepithels in ein Zylinderepithel charakterisiert ist [2]. Über die Dekaden hat sich die Definition des Barrett-Ösophagus wesentlich geändert: zunächst war für die Definition lediglich der Nachweis von Zylinderepithel im distalen Ösophagus erforderlich. Später wurde die Definition revidiert und als eine Auskleidung des distalen Ösophagus mit Zylinderepithel über eine Länge von mehr als 3 cm bei gleichzeitigem Nachweis von intestinaler Metaplasie festgelegt [71,

73]. Diese Definition warf das Problem des sogenannten „short-Barrett"-Ösophagus auf, denn auch bei Schleimhautveränderungen auf einer Länge von weniger als 3 cm können Metaplasien im Zylinderepithel auftreten [54, 66, 68, 74]. Die aktuelle Definition beruht grundsätzlich auf dem histologischen Nachweis eines spezialisierten Zylinderepithels mit intestinaler Metaplasie. Die Diagnose Barrett-Ösophagus sollte auf der Basis der endoskopischen Befunde differenziert werden, und zwar als „long segment"-Barrett-Ösophagus bei ≥3 cm Längenausdehnung, als „short segment"-Barrett bei <3 cm Ausdehnung oder als „ultrashort"-Barrett bei endoskopisch unauffälligem gastroösophagealem Übergang [32]. Die Diagnose eines Barrett-Ösophagus wird somit nicht allein durch die Endoskopie, sondern durch die histologische Aufarbeitung der bei der Endoskopie gewonnenen Biopsie oder durch Untersuchung eines Resektates gestellt [56, 74].

Das große Interesse am Barrett-Ösophagus basiert auf dem prämalignen Charakter der Veränderung: Fast alle Adenokarzinome des Ösophagus entstehen auf dem Boden der intestinalen Metaplasie bei Barrett-Ösophagus [47, 56, 71]. Darüber hinaus sind auch zahlreiche Adenokarzinome des gastroösophagealen Überganges mit der intestinalen Metaplasie verbunden [4, 47]. In westlichen Zivilisationen steigt die Inzidenz des Adenokarzinoms des gastroösophagealen Übergangs schneller als die jeder anderen Tumorerkrankung [3, 57].

Die korrekte Diagnose basiert auf der Endoskopie und der systematischen Biospie der verändert erscheinenden Schleimhaut. Dazu bedarf es zunächst der exakten Erfassung der Übergangszone vom Plattenepithel zu Zylinderepithel. Wenn diese Region nicht identisch mit dem gastroösophagealen Übergang ist, kann ein Barrett-Ösophagus vorliegen. Dabei sollte der endoskopische Befund Stellung nehmen zu der Längenausdehnung der Schleimhautveränderungen und auch zu deren Form, also beschreiben, ob sie zirkulär, zungen- oder inselförmig imponiert. Eine erosive Ösophagitis und ein ausgeprägtes Erythem der Ösophagusschleimhaut können bei der Endoskopie die Einschätzung der Plattenepithel-Zylinderepithelgrenze erschweren; dieses stellt einen weiteren Grund dar für die Notwendigkeit der Biopsie.

Bei zahlreichen Patienten mit Barrett-Ösophagus ist der gastroösophageale Übergang infolge eines sehr niedrigen Ruhedruckes im unteren Ösophagussphinkter oder durch eine Hernie nur unter Schwierigkeiten exakt zu lokalisieren. In solchen Situationen kann es hilfreich sein, die Spitze des Endoskopes im distalen Ösophagus zu plazieren, die zuvor insufflierte Luft abzusaugen und dabei auf die Markierung der proximalen Magenfalten zu achten [48]. Um die Treffsicherheit bei der Endoskopie zu erhöhen, wurden verschiedene Färbetechniken zur Anwendung gebracht, zum Beispiel Lugol'sche Iodlösung, Toluidinblau oder Metyhlenblau [6, 8, 77]. Der diagnostische Stellenwert dieser Färbetechniken wird jedoch zur Zeit nicht einheitlich gesehen.

Die Zahl der zur Erfassung eines Barrett-Ösophagus erforderlichen Biopsien hängt von der Ausdehnung der Schleimhautmetaplasie ab: mit der Ausdehnung der suspekt erscheinenden Areale steigt auch die Wahrscheinlichkeit, daß in der Biospie eine intestinale Metaplasie nachzuweisen ist [32]. Da eine aktive Entzündung das Bild zellulärer Atypien bewirken kann, sollte eine säuresekretionshemmende Therapie zunächst zur Abheilung der Läsionen geführt haben, bevor Biopsien für Verlaufskontrollen erfolgen. Je zwei Biopsien sollten pro Quadrant in 2-cm-Abständen durchgeführt werden. Auch die isolierten oder kurzen zungenförmigen Ausläufer erfordern eine Biospie. Multiple Biopsien auch der makroskopisch typischen Areale sind notwendig, da Dysplasien fokal auftreten können [73, 74].

Die histologische Befundung der Biopsie sollte nicht nur Aussagen über die intestinale Metaplasie enthalten, sondern auch beschreiben, ob Dysplasien vorliegen und ob diese leichtgradig oder hochgradig sind. Der Grad der Dysplasie gilt als ein wichtiger Indikator für das Risiko eines Adenokarzinoms [28, 44]. Mit einer Vielzahl von Techniken wurden Biopsien auf andere Parameter hin untersucht, um das Risiko einer malignen Entartung besser einschätzen zu können: Proliferationsfaktoren [27], DNA-Analysen [51, 60, 61] oder der Nachweis von Mutationen [55, 58, 88] haben sich jedoch bislang im Vergleich zur Beschreibung von Dysplasien nicht als überlegen erwiesen.

Nach wie vor ist nicht eindeutig durch prospektive Studien geklärt, welche Patienten für das Vorliegen eines Barrett-Ösophagus einem endoskopisch-bioptischen Screening unterzogen werden sollten [16, 25, 26, 29, 31, 44, 46, 52, 64, 66, 72, 79]. Das Dilemma besteht nicht zuletzt darin, daß Studien an Autopsiepräparaten eine wesentlich höhere Inzidenz des Barrett-Ösophagus zeigen als endoskopisch-bioptische Untersuchungen [5]. Deswegen ist es wichtig, Patienten mit Risikofaktoren für die Entwicklung des Barrett-Ösophagus zu identifizieren. Risikofaktoren sind nach derzeitigem Kenntnisstand vor allem 1) jahrelange Refluxsymptome 2) ein Alter von > 50 Jahren sowie 3) das männliche Geschlecht [13, 45]. Liegt diese Konstellation vor, ist eine Endoskopie mit genauer Inspektion der gastroösophagealen Übergangsregion und gegebenenfalls die Entnahme von Biopsien zu empfehlen. Die sensorische Perzeption von pathologischem Reflux in den Ösophagus ist bei zahlreichen Patienten mit Barrett-Ösophagus offensichtlich im Vergleich zu Patienten mit Refluxbeschwerden ohne Schleimhautveränderungen vermindert [36]. Auch deswegen dürfte ein großer Teil der Patienten mit Barrett-Ösophagus unerkannt bleiben, wenn die Dauer und das Ausmaß von Refluxsymptomen als Indikation für ein Screening herangezogen werden. Möglicherweise existiert eine genetische Prädisposition für die Entwicklung von gastroösophagealem Reflux in solchen Familien, in denen Barrett-Ösophagus und Adenokarzinome auftreten [65].

Fazit

Die gastroösophageale Refluxerkrankung ruft in den meisten Fällen typische Symptome wie Sodbrennen und Regurgitation hervor. Aber auch die sogenannten „nichtkardialen" Thoraxschmerzen, das Asthma bronchiale, die chronische Bronchitis, die posteriore Laryngitis und der chronische Husten können die Manifestationen eines gastroösophagealen Refluxes sein. Die Beschwerden, die durch einen gastroösophagealen Reflux entstehen, unterliegen erheblichen inter- und intraindividuellen Schwankungen. In klaren Fällen kann die Diagnose anhand der Symptome und deren Besserung nach einer probatorischen Therapie mit Protonenpumpenhemmern gestellt werden. Die Diagnose sollte in Zweifelsfällen und vor antirefluxchirurgischen Eingriffen mit der 24-Stunden-pH-Metrie gesichert werden. Besonders vor Antirefluxoperationen ist eine Ösophagusmanometrie sinnvoll, um die Insuffizienz des unteren Ösophagussphinkters zu objektivieren und eine Motilitätsstörung des Ösophaguskorpus nachzuweisen oder auszuschließen. Die Endoskopie erfaßt dann zuverlässig einen ausgeprägten Reflux, wenn er zur Refluxösophagitis geführt hat. Immer mehr rückt in den Mittelpunkt des Interesses eine bedrohliche Langzeitfolge der gastroösophagealen Refluxerkrankung: der Barrett-Ösophagus stellt eine präkanzeröse Veränderung mit intestinaler Schleimhautmetaplasie dar, die nur durch Biopsien bei der Endoskopie abgeklärt werden kann. Dysplasien bilden dabei die Vorstufe von Adenokarzinomen des Ösophagus und erfordern in Abhängigkeit vom Schweregrad der Dysplasie weitere Kontrollen bzw. eine Therapie. Die zunehmende Bedeutung der gastroösophagealen Refluxerkrankung liegt somit nicht allein in der zum Teil erheblichen Einschränkung der Lebensqualität, sondern auch in dem Risiko der malignen Entartung, die auf dem Boden der refluxbedingten Schleimhautmetaplasie eines spezialisierten intestinalen Epithels des distalen Ösophagus entstehen kann.

Literatur

1. American Gastroenterological Association (1996) Medical position statement: Guidelines on the use of esophageal pH recording. Gastroenterology 110: 1981
2. Barrett NR (1950) Chronic peptic ulcer of the oesophagus and „oesophagitis“. Br J Surg 38: 175–182
3. Blot WJ, Devesa SS, Kneller RW, Frameni JF, Jr (1991) Rising incidence of adenocarcinoma of esophagus and gastric cardia. JAMA 265: 1287–1289
4. Cameron AJ, Lomboy CT, Pera M, Carpenter HA (1995) Adenocarcinoma of the esophagogastric junction and Barrett's esophagus. Gastroenterology 109: 1541–1546
5. Cameron AJ, Zinsmeister AR, Ballard DJ, Carney JA (1990) Prevalence of columnar-lined (Barrett's) esophagus. Comparison of population-based clinical and autopsy findings. Gastroenterology 99: 918–922
6. Canto MI, Setrakian S, Petras RE, Blades E, Chak A, Sivak MV Jr (1996) Methylene blue selectively stains intestinal metaplasia in Barrett's esophagus. Gastrointest Endosc 44: 1–7
7. Chiba N, de Gara CJ, Wilkinson JM, Hunt RH (1997) Speed of healing and symtom relief in grade II to IV gastroesophageal reflux disease: a meta-analysis. Gastroenterology 112: 1798–1810
8. Chobanian SJ, Cattau EL, Jr, Winters C, Jr, Johnson DA, Van Ness MM, Miremadi A, Horwitz SL, Colcher H (1987) In vivo staining with toluideine blue as an adjunct to the endoscopic detection of Barrett's esophagus. Gastrointest Endosc 33: 99–101
9. Consensus Development Conference (1997) Laparoscopic antireflux surgery for gastroesophageal reflux disease. Surg Endosc 11: 413–426
10. Cote DN, Miller RH (1995) The association of gastroesophageal reflux and otolaryngologic disorders. Compr Ther 21: 80–84
11. DeMeester TR, Johnson LF, Joseph GJ, Toscano MS, Hall AW, Skinner DB (1976) Patterns of gastroesophageal reflux in health and disease. Ann Surg 184: 459–470
12. DeMeester TR, Wang CI, Wernly JA, Pellegrini CA, Little AG, Klementschitsch P, Bermudez G, Johnson LF, Skinner DB (1980) Technique, indications, and clinical use of 24 hour esophageal pH monitoring. Thorac Cardiovasc Surg 79: 656–670
13. Eisen GM, Sandler RS, Murray S, Gottfried M (1997) The relationship between gastroesophageal reflux disease and its complications with Barrett's esophagus. Am J Gastroenterol 92: 27–31
14. Eissele R, Brunner G, Simon B, Solcia E, Arnold R (1997) Gastric mucosa during treatment with Lansoprazole: Helicobacter pylori is a risk factor for argyrophil cell hyperplasia. Gastroenterology 112: 707–717
15. El-Omar EM, Oien K, El-Nujumi A, Gillen D, Wirz A, Dahill S, Williams C, Ardill JES, McColl KEL (1997) Helicobacter pylori infection and chronic gastric acid hyposecretion. Gastroenterology 113: 15–24
16. Ell C, Gossner RL, May A, Schneider HT, Hahn EG, Stolte M, Sroka R (1998) Photodynamic ablation of early cancers of the stomach by means of mTHPC and laser irradiation: preliminary clinical experience. Gut 43: 345–349
17. Faller G, Winter M, Steininger H, Konturek P, Konturek SJ, Kirchner T (1998) Antigastric autoantibodies and gastric secretory function in helicobacter pylori-infected patients with duodenal ulcer and non-ulcer dyspepsia. Scand J Gastroenterol 33: 276–282
18. Fass R, Fennerty MB, Ofman JJ, Gralnek IM, Johnson C, Camargo E, Sampliner RE (1998) The clinical and economic value of a short course of omeprazole in patients with noncardiac chest pain. Gastroenterology 115: 42–49
19. Fein M (1997) Magen-Bilitec. In: K-H Fuchs, HJ Stein, A Thiede (Hrsg) Gastrointestinale Funktionsstörungen. Springer, Berlin Heidelberg, S 151–165
20. Field SK, Underwood M, Brant R, Cowie RL (1996) Prevalence of gastroesophageal reflux symptoms in asthma. Chest 109: 316–322
21. Fraser AG (1994) Review article: gastro-oesophageal reflux and laryngeal symptoms. Aliment Pharmacol Ther 8: 265–272
22. Freys SM (1997) Stationäre Ösophagusmanometrie. In: K-H Fuchs, HJ Stein, A Thiede (Hrsg) Gastrointestinale Funktionsstörungen. Springer, Berlin Heidelberg, S 24–46
23. Fuchs K-H (1998) Stellenwert der laparoskopischen Fundoplicatio. Dtsch Ärztebl Heft 95: B–1930
24. Fuchs K-H, Feussner H, Bonavini L, Collard JM, Coosemans W (1997) Current status and trends in laparoscopic antireflux surgery: Results of a consensus conference. Endoscopy 29: 298–308
25. Garewal HS, Sampliner R, Gerner E, Steinbronn K, Alberts D, Kendall D (1988) Ornithine decarboxylase activity in Barrett's esophagus: a potential marker for dysplasia. Gastroenterology 94: 819–821
26. Gossner L, Stolte M, Sroka R, Rick K, May A, Hahn EG, Ell C (1998) Photodynamic ablation of high-grade dysplasia and early cancer in Barrett's esophagus by means of 5-aminolevulinic acid. Gastroenterology 114: 448–455
27. Gray MR, Hall PA, Nash J, Ansari B, Lane DP, Kingsnorth AN (1992) Epithelial proliferation in Barrett's esophagus by proliferating cell nuclear antigen immunolocalisation. Gastroenterology 103: 1769–1776
28. Grunewald M, Vieth M, Kreibich H, Bethke B, Stolte M (1997) Untersuchungen zum Stand der Diagnostik des Barrett-Ösophagus. Dtsch Med Wochenschr 122: 427–431
29. Hameeteman W, Tytgat GN, Houthoff HJ, van den Tweel JG (1989) Barrett's esophagus: development of dysplasia and adenocarcinoma. Gastroenterology 96: 1249–1256
30. Harding SM, Richter JE (1997) The role of gastroesophageal reflux in chronic cough and asthma. Chest 111: 1389–1402

31. Heitmiller RF, Redmond M, Hamilton SR (1996) Barrett's esophagus with high-grade dysplasia. An indication for prophylactic esophagectomy. Ann Surg 224: 66–71
32. Hirota WK, Loughney TM, Lazas DJ, Maydonovitch CL, Rholl V, Wong RKH (1999) Specialized intestinal metaplasia, dysplasia, and cancer of the esophagus and esophagogastric junction: Prevalence and clinical data. Gastroenterology 116: 277–285
33. Iftikhar SY, Ledingham S, Evans DF, Yusuf SW, Steele RJ, Atkinson M, Hardcastle JD (1995) Alkaline gastro-oesophageal reflux: dual probe pH monitoring. Gut 37: 465–470
34. Jamieson JR, Stein HJ, DeMeester TR, Bonavina L, Schwizer W, Hinder RA, Albertucci M (1992) Ambulatory 24-h esophageal pH monitoring: normal values, optimal thresholds, specificity, sensitivity, and reproducibility. Am J Gastroenterol 87: 1102–1111
35. Jaspersen D, Micklefield G (1997) Gastroösophageäler Reflux und assoziierte Atemwegserkrankungen. Dtsch Ärztebl 94: A-915–916
36. Johnson DA, Winters C, Spurling TJ, Chobanian SJ, Cattau EL Jr (1987) Esophageal acid sensitivity in Barrett's esophagus. J Clin Gastroenterol 9: 23–27
37. Kahrilas PJ, Quigley EM (1996) Clinical esophageal pH recording: a technical review for practice guideline development. Gastroenterology 110: 1982–1996
38. Klauser AG, Schindlbeck NE, Müller-Lissner SA (1990) Symptoms in gastoesophageal reflux disease. Lancet 335: 205–208
39. Koufman JA (1991) The otolaryngologic manifestations of gastroesophageal reflux disease: a clinical investigation of 225 patients using ambulatory 24-hour pH monitoring and an experimental investigation of the role of acid and pepsin in the development of laryngeal injury. Laryngoscope 101: 1–78
40. Kuipers EJ, Lundell L, Klinkenberg-Knol EC, Havu N, Festen HPM, Liedmann B, Lamers CBHW, Jansen JBMJ, Dalenbäck J, Snel P, Nelis F, Meuwissen S (1996) Atrophic gastritis and helicobacter pylori infection patients with reflux esophagitis treated with omeprazole or fundoplication. N Engl J Med 334: 1018–1022
41. Labenz J, Blum AL, Bayerdorffer E, Meining A, Stolte M, Borsch G (1997) Curing Helicobacter pylori infection in patients with duodenal ulcer may provoke reflux esophagitis. Gastroenterology 112: 1442–1447
42. Labenz J, Malfertheiner P (1997) Helicobacter pylori in gastro-oesophageal reflux disease: causal agent, independent or protective factor? Gut 41: 277–280
43. Labenz J, Tillenburg B, Peitz U, Idström J-P, Verdü EF, Stolte M, Börsch G, Blum AL (1996) Helicobacter pylori augments the pH-increasing effect of omeprazole in patients with duodenal ulcer. Gastroenterology 110: 725–732
44. Levine DS, Haggitt RC, Blount PL, Rabinovitch PS, Rusch VW, Reid BJ (1993) An endoscopic biopsy protocol can differentiate high-grade dysplasia from early adenocarcinoma in Barrett's esophagus. Gastroenterology 105: 40–50
45. Lieberman DA, Oehlke M, Helfand M (1997) Risk factors for Barrett's esophagus in community-based practice. Gastroenterology Outcomes Research Group in Endoscopy. Am J Gastroenterol 92: 1293–1297
46. Macdonald CE, Wicks AC, Playford RJ (1997) Ten years' experience of screening patients with Barrett's oesophagus in a university teaching hospital. Gut 41: 303–307
47. MacDonald WC, MacDonald JB (1987) Adenocarcinoma of the esophagus and/or gastric cardia. Cancer 60: 1094–1098
48. McClave SA, Boyce HW, Jr, Gottfried MR (1987) Early diagnosis of columnar-lined esophagus: a new endoscopic diagnostic criterion. Gastrointest Endosc 33: 413–416
49. McDonald-Haile J, Bradley LA, Bailey MA, Schan CA, Richter JE (1994) Relaxation training reduces symptom reports and acid exposure in patients with gastroesophageal reflux disease. Gastroenterology 107: 61–69
50. McGowan CC, Cover TL, Blaser MJ (1996) Helicobacter pylori and gastric acid: biological and therapeutic implications. Gastroenterology 110: 926–938
51. McKinley MJ, Budman DR, Grueneberg D, Bronzo RL, Weissman GS, Kahn E (1987) DNA content in Barrett's esophagus and esophageal malignancy. Am J Gastroenterol 82: 1012–1015
52. Miros M, Kerlin P, Walker N (1991) Only patients with dysplasia progress to adenocarcinoma in Barrett's oesophagus. Gut 32: 1441–1446
53. Moss SF, Legon S, Bishop AE, Polak JM, Calam J (1992) Effect of Helicobacter pylori on gastric somatostatin in duodenal ulcer disease. Lancet 340: 930–932
54. Nandurkar S, Talley NJ, Martin CJ, Ng TH, Adams S (1997) Short segment Barrett's oesophagus: prevalence, diagnosis and associations. Gut 40: 710–715
55. Neshat K, Sanchez CA, Galipeau PC, Blount PL, Levine DS, Joslyn G, Reid BJ (1994) p53 mutations in Barrett's adenocarcinoma and high-grade dysplasia. Gastroenterology 106: 1589–1595
56. Paraf F, Flejou JF, Pignon JP, Fekete F, Potet F (1995) Surgical pathology of adenocarcinoma arising in Barrett's esophagus. Analysis of 67 cases. Am J Surg Pathol 19: 183–191
57. Pera M, Cameron AJ, Trastek VF, Carpenter HA, Zinsmeister AR (1993) Increasing incidence of adenocarcinoma of the esophagus and esophgogastric junction. Gastroenterology 104: 510–513
58. Ramel S, Reid BJ, Sanchez CA, Blount PL, Levine DS, Neshat K, Haggitt RC, Dean PJ, Thor K, Rabinovitch PS (1992) Evaluation of p53 protein expression in Barrett's esophagus by two-parameter flow cytometry. Gastroenterology 102: 1220–1228
59. Rasche K, Sanner B, Schafer T, May B (1997) Sleep, breathing and gastroesophageal reflux. Dtsch Med Wochenschr 122: 659–663

60. Reid BJ, Blount PL, Rubin CE, Levine DS, Haggitt RC, Rabinovitch PS (1992) Flow-cytometric and histological progression to malignancy in Barrett's esophagus: prospective endoscopic surveillance of a cohort. Gastroenterology 102: 1212–1219
61. Reid BJ, Haggitt RC, Rubin CE, Rabinovitch PS (1987) Barrett's esophagus. Correlation between flow cytometry and histology in detection of patients at risk for adenocarcinoma. Gastroenterology 93: 1–11
62. Richter JE (1996) Typical and atypical presentations of gastroesophageal reflux disease. The role of esophageal testing in diagnosis and management. Gastroenterol Clin North Am 25: 75–102
63. Richter JE, Hicks DM (1997) Unresolved issues in gastroesophageal reflux-related ear, nose, and throat problems. Am J Gastroenterol 92: 2144–2144
64. Robertson CS, Mayberry Jf, Nicholson DA, James PD, Atkinson M (1988) Value of endoscopic surveillance in the detection of neoplastic change in Barrett's oesophagus. Br J Surg 75: 760–763
65. Romero Y, Cameron AJ, Locke GR, 3rd, Schaid DJ, Slezak JM, Branch CD, Melton LJr (1997) Familial aggregation of gastroesophageal reflux in patients with Barrett's esophagus and esophageal adenocarcinoma. Gastroenterology 113: 1449–1456
66. Sampliner RE (1998) Practice guidelines on the diagnosis, surveillance, and therapy of Barrett's esophagus. Am J Gastroenterol 93: 1028–1032
67. Schenck BE, Kuipers EJ, Klinkenberg-Knol EC, Festen HPM, Jansen eH, Tuynman HARE, Schrijver M, Dieleman LA, Meuwissen SGM (1997) Omeprazole as a diagnostic tool in gastroesophageal reflux disease. Am J Gastroenterol 92: 1997–2000
68. Sharma P, Morales TG, R.E. S (1998) Short segment Barrett's esophagus – The need for standardization of the definition and of endoscopic criteria. Am J Gastroenterol 93: 1033–1036
69. Shi G, Bruley des Varannes S, Scarpignato C, Le Rhun M, Galmiche J-P (1995) Reflux related symptoms in patients with normal oesophageal exposure to acid. Gut 37: 457–464
70. Singh S, Richter JE, Hewson EG, Sinclair JW, Hackshaw BT (1992) The contribution of gastroesophageal reflux to chest pain in patients with coronary artery disease. Ann Intern Med 117: 824–830
71. Skinner DB, Walther BC, Riddell RH, Schmidt H, Iascone C, DeMeester TR (1983) Barrett's esophagus. Comparison of benign and malignant. Ann Surg 198: 554–565
72. Soehendra N, Binmoeller KF, Bohnacker S, Seitz U, Brand B, Thonke F, Gurakuqi G (1997) Endoscopic snare mucosectomy in the esophagus without any additional equipment: A simple technique for resection of flat early cancer. Endoscopy 29: 380–383
73. Spechler SJ (1992) Comparison of medical and surgical therapy for complicated gastroesophageal reflux disease in veterans. The Department of Veterans Affairs Gastroesophageal Reflux Diseases Study Group. N Engl J Med 326: 786–792
74. Spechler SJ, Zeroogian JM, Antonioli DA, Wang HH, Goyal RK (1994) Prevalence of metaplasia at the gastro-oesophageal junction. Lancet 344: 1533–1536
75. Stein HJ, DeMeester TR (1993) Indications, technique, and clinical use of ambulatory 24-hour esophageal motility monitoring in a surgical practice. Surgery 108: 128–137
76. Stein HJ, Kraemer SJ, Feussner H, Siewert JR (1994) Quantifizierung des intestino-ösophagealen Refluxes mit einer fiberoptischen Bilirubin-Meßsonde. Z Gastroenterol 32: 247–251
77. Stevens PD, Lightdale CJ, Green PH, Segel LM, Garcia-Carrasquillo RJ, Rotterdam H (1994) Combined magnification endoscopy with chromoendoscopy for the evaluation of Barrett's esophagus. Gastrointest Endosc 40: 747–749
78. Stolte M, Meining A, Schmitz JM, Alexandridis T, Seifert E (1998) Changes in Helicobacter pylori-induced gastritis in the antrum and corpus during 12 month of treatment with omeprazole and lansoprazole in patients with gastro-oesophageal reflux disease. Aliment Pharmacol Ther 12: 247–253
79. Streitz JM, Andrews CW, Ellis FH (1993) Endoscopic surveillance of Barrett's esophagus. J Thorac Cardiovasc Surg 105: 383–388
80. Tatsch K, Voderholzer WA, Weiss MJ, Schroettle W, Klauser AG, Mueller-Lissner SA, Kirsch CM (1992) Simultaneous assessment of bolus transport and contraction parameters in multiple-swallow investigations. J Nucl Med 33: 1291–1300
81. Tolin RD, Malmud LS, Reilley J, Fisher RS (1979) Esophageal scintigraphy to quantitate esophageal transit (quantitation of esophageal transit). Gastroenterology 76: 1402–1408
82. Trimble KC, Pryde A, Heading RC (1994) Lowered oesophageal sensory thresholds in patients with symptomatic but not excess gastro-oesophageal reflux: evidence for a spectrum of visceral sensitivity in GORD. Gut 37: 7–12
83. Tromm A, Micklefield GH, Huppe D (1997) Bronchopulmonary manifestations of gastroenterologic and hepatic diseases. Med Klin 92: 720–725
84. van den Boogert J, van Hillegersberg R, de Bruin RW, Tilanus HW, Siersema PD (1998) Barrett's oesophagus: pathophysiology, diagnosis, and management. Scand J Gastroenterol 33: 449–453
85. Vicari JJ, Peek RM, Falk GW, Goldblum JR, Easley KA, Schnell J, Perez-Perez GI, Halter SA, Rice TW, Blaser MJ, Richter JE (1998) The seroprevalence of cagA-positive Helicobacter pylori strains in the spectrum of gastroesophageal reflux disease. Gastroenterology 115: 50–57
86. Vigneri S, Termini R, Leandro G, Badalamenti S, Pantalena M, Savarino V (1995) A comparison of five maintenance therapies for reflux esophagitis. N Engl J Med 333: 1106–1110
87. Wilkinson SP (1997) The limits of endoscopy in the diagnosis of oesophagitis, gastritis and duodenitis. Aliment Pharmacol Ther 11: 13–17

88. Younes M, Lebovitz RM, Lechago LV, Lechago J (1993) p53 protein accumulation in Barrett's metaplasia, dysplasia and carcinoma: follow-up study. Gastroenterology 105: 1637–1642
89. Young JL, Shaw GY, Searl JP, Miner PBJ (1996) Laryngeal manifestations of gastroesophageal reflux disease: endoscopic appearance and management. Gastrointest Endosc 43: 225–230

Refluxkrankheit des Ösophagus – konservativ oder operativ: Standpunkt des Internisten

Joachim Mössner

Die Refluxkrankheit gehört zu den häufigsten Erkrankungen in den Industrienationen. Wenigstens 30 % der Bevölkerung leiden unter Refluxsymptomen. 10 % haben täglich oder mehrmals wöchentlich Sodbrennen. 10 % der Patienten mit Refluxsymptomen entwickeln eine Refluxösophagitis. 10 % der Patienten mit makroskopisch endoskopisch nachweisbarer Refluxösophagitis entwickeln eine Zylinderzellmetaplasie (Barrett-Ösophagus). Bei möglicherweise bis zu 10 % dieser Patienten geht die Metaplasie in ein Adenokarzinom des Ösophagus über. Zu weiteren Komplikationen der Refluxösophagitis zählen die Ösophagusstriktur, sowie Blutung aus Erosionen und Ulzerationen. Zunehmend Beachtung finden auch refluxbedingte extraösophageale Symptome wie chronische Laryngitis mit Heiserkeit und Asthma [30]. Die Refluxkrankheit hat daher zweifelsohne auch große volkswirtschaftliche Bedeutung und sollte aufgrund des Risikos der Karzinomentwicklung nicht bagatellisiert werden.

Sowohl die medikamentöse als auch die operative Therapie der Refluxkrankheit setzen ein Verständnis der Pathogenese der Erkrankung voraus. Am Pathomechanismus sind mehrere Faktoren beteiligt, die einen Circulus vitiosus bedingen können.

Pathogenese

Unterschiedliche Nahrungs- und Genußmittel begünstigen gastro-ösophagealen Reflux. So verzögert Fett die Magenentleerung. Fett, Schokolade und Pfefferminzöl reduzieren den Druck des unteren Ösophagussphinkters. Neuere Studien widerlegen aber eine wesentliche Bedeutung des Fettgehaltes in der Nahrung bezüglich Begünstigung eines gastro-ösophagealen Refluxes [52]. Hochprozentige alkoholische Getränke, Zitrussäfte, Wein, Kaffee irritieren direkt die Ösophagusschleimhaut. Ausgeprägtes Übergewicht ist ebenfalls ein Risikofaktor für die Entwicklung einer axialen Hiatushernie und Refluxkrankheit [65]. Übergewicht begünstigt das Auftreten einer Hiatushernie.

Eine Refluxösophagitis mit Komplikationen wie Striktur und Ulzerationen scheint sich aber nicht allmählich über Jahre bis Jahrzehnte aus einer unkomplizierten Ösophagitis zu entwickeln. In einer retrospektiven Kohortenstudie an 194 527 Patienten mit Refluxkrankheit konnte keine klare Progression gezeigt werden [12]. Höheres Alter, weiße Rasse und männliches Geschlecht sind in dieser Studie die Risikofaktoren für eine schwere Verlaufsform der Ösophagitis. Dieser Schweregrad war bereits bei Beginn der Symptomatik erreicht. Hierzu in Widerspruch steht eine Studie, die eine klare Korrelation zwischen der Zeitdauer der Refluxsymptomatik und dem Auftreten einer Zylinderzellmetaplasie beschreibt [37].

Rolle der Säure

Die Bedeutung des Säurerefluxes in der Pathogenese der Refluxösophagitis und ihrer Komplikationen wie Striktur und Zylinderzellmetaplasie ist unbestritten [3, 6]. Transiente Relaxationen des unteren Ösophagussphinkters begünstigen gastro-ösophagealen Reflux [50]. Sowohl Patienten mit Refluxösophagitis ohne Barrett als auch Patienten mit Barrett-Epithel zeigen eine Erniedrigung des Druckes des unteren Ösophagussphinkters. Patienten mit Barrett-Ösophagus zeigen längere und häufigere Refluxepisoden. Eine ausgeprägtere Störung der Säureclearance der Speiseröhre gilt als wichtiger Pathomechanismus in der Entstehung der Zylinderzellmetaplasie [28]. Patienten mit Barrett-Ösophagus haben häufig zusätzlich eine verstärkte Säurebelastung des Ösophagus während des Schlafes [49]. Bezogen auf das Ausmaß des pathologischen Magensäurerefluxes lassen sich aber zwischen Patienten mit Refluxösophagitis mit und ohne Zylinderzellmetaplasie keine scharfen Grenzen ziehen [51].

Rolle des Helicobacter pylori

Die Rolle einer Helicobacter-pylori-Infektion des Magens in der Pathogenese der Refluxösophagitis wird unterschiedlich gewertet. Helicobacter pylori scheint das Barrett-Epithel besiedeln zu können, es besteht aber keine Korrelation zur Entzündungsaktivität [16]. Nach erfolgreicher Sanierung der Helicobacter-pylori-Infektion wird über eine Zunahme der Inzidenz der Refluxkrankheit berichtet [34]. Dies wird mit dem Wegfall der säurepuffernden Wirkung der Ammoniumionen erklärt. Ammonium entsteht aus Harnstoffspaltung durch die Urease des Helicobacter pylori.

Rolle der Galle

In einem Rattenmodell (ösophago-duodenale Anastomosierung) führt Gallereflux zu einer Refluxösophagitis und einer Eisenmangelanämie aufgrund gestörter Eisenresorption. Zusätzliche Eisensupplementation bewirkt in hohem Prozentsatz die Umwandlung in Barrett-Epithel bis hin zum Entstehen eines Adenokarzinoms [18]. Aufgrund einer Fallbeschreibung eines Patienten mit schwerer Refluxösophagitis und Barrett-Ulkus bei vorliegendem ausgeprägtem duodeno-gastralem Reflux sehen die Autoren einen Zusammenhang zwischen Gallereflux und Entstehung eines Barrett-Ösophagus [22]. Von 20 Patienten, die nach Gastrektomie einen ösophago-jejunalen Bypass erhielten, entwickelten 7 einen Barrett-Ösophagus als Hinweis, daß Reflux von Duodenalinhalt, auch ohne Säure, in der Pathogenese eine Rolle spielen kann [44]. In einer Studie an 52 Patienten mit Refluxösophagitis und 20 Kontrollen fand sich allerdings keine Korrelation zwischen dem Nachweis von Galle oder Trypsin im Ösophagusaspirat und dem Vorliegen einer Refluxösophagitis mit oder ohne Ösophagusstriktur oder Barrett-Epithel [20]. Bei Patienten mit schwerer Refluxösophagitis sowohl mit als auch ohne Barrett ließen sich höhere Spitzenkonzentrationen toxischer Gallensäuren im Ösophagus nachweisen als bei Patienten mit niedriggradiger Refluxösophagitis oder Kontrollen [47]. Die Rolle des Gallerefluxes in der Pathogenese der intestinalen Metaplasie wird daher noch kontrovers gesehen [39].

Epidermaler Wachstumsfaktor

„Epidermal growth factor“ (EGF) fördert die Epithelregeneration bei Entzündungen und Ulzerationen des Gastrointestinaltrakts. Bei Patienten mit Barrett-Ösophagus wurde eine niedrigere EGF-Konzentration im Speichel gefunden im Vergleich zu gesunden Probanden und Patienten mit Refluxösophagitis ohne Barrett. Eine Korrelation der EGF-Konzentration zum Adenokarzinom der Speiseröhre besteht allerdings nicht [21].

Zusammenfassend scheinen daher sowohl Reflux von Galle als auch von Säure neben anderen, noch unbekannten, beispielsweise trophischen Faktoren und auch genetischen Faktoren [58], eine Bedeutung in der Pathogenese des Barrett-Ösophagus zu haben. Pathologischer Reflux von Säure ist pathogenetisch unter allen diskutierten Faktoren sicher am bedeutendsten [10, 53, 63].

Diagnostik

Die Indikation zur *Ösophago-Gastro-Duodenoskopie* sollte bei Refluxkrankheit frühzeitig gestellt werden. Der Schweregrad der Refluxösophagitis hat neben der Symptomatik Einfluß auf die Dosis und Zeitdauer der Therapie mit Protonenpumpenblockern (siehe unten).

Bei makroskopisch unauffälliger Ösophagusschleimhaut kann *eine 24-Stunden-pH-Metrie* eine Korrelation zwischen Symptomatik und pathologischem Reflux belegen.

Bei Ösophagusstenosen unklarer Dignität oder histologisch Nachweis einer schweren Dysplasie ist die *Endosonographie* die sensitivste Methode zur Beurteilung der gesamten Ösophaguswand. Vor einer geplanten „Antirefluxoperation" ist eine *Motilitätsuntersuchung* des Ösophagus erforderlich.

Überwachungsstrategien bei Barrett-Ösophagus

Bei Vorliegen eines Barrett-Ösophagus besteht das Risiko ein Adenokarzinom zu entwickeln. Barrett war bislang definiert als Zylinderzellmetaplasie hervorgegangen aus Plattenepithel in einem Ösophagussegment von wenigstens 3 cm Länge zwischen Z-Linie (Übergang Plattenepithel-Zylinderepithel des Magens) und Kardia (anatomischer Übergang Ösophagus-Magen). Zunehmend ins Interesse rückt auch der sog. „short Barrett" (<3 cm). Kontrovers wird diskutiert, ob bei nur histologisch nachweisbarer intestinaler Metaplasie in der ösophago-kardialen Übergangszone ebenfalls ein erhöhtes Karzinomrisiko besteht [15, 26]. Diese Metaplasie kann auch aus Magenschleimhaut und nicht aus Plattenepithel hervorgegangen sein.

Bei makroskopisch sichtbarem Barrett-Epithel sind 4-Quadrantenbiopsien in 1 cm Abständen erforderlich. Bei fehlendem Nachweis von Dysplasie genügen endoskopische Verlaufskontrollen in 2 jährigem Abstand. Bei Nachweis von leichten Dysplasien, ist eine Verlaufskontrolle in 3 Monaten ratsam. Bestätigt sich die leichtgradige Dysplasie sollte jährlich kontrolliert werden. Bei Nachweis von schweren Dysplasien ist eine Bestätigung durch einen anderen, unabhängigen Pathologen erforderlich [59].

Durch intravenöse oder lokale Applikation eines Photosensitizers, der sich selektiv im neoplastischen Gewebe anreichert, gelingt es nach Laserlichtbestrahlung durch entsprechenden Farbumschlag makroskopisch neoplastisches von nichtneoplastischem Gewebe besser zu unterscheiden und somit gezielter zu biopsieren (photodynamische Diagnostik). Diese Methode ist leider noch nicht in der Lage Dysplasie von Neoplasie zu differenzieren.

Therapeutische Möglichkeiten

Akuttherapie

Durch konsequente Säureblockade, id est Anhebung des intraösophagealen pH-Wertes über 4 über wenigstens 20 Stunden, mit Protonenpumpenblockern gelingt in den meisten Fällen eine Abheilung der Refluxösophagitis. Aufgrund des Pathomechanismus der medikamentös nicht zu behebenden Motilitätsstörung ist bei Stadien II–IV der Refluxösophagitis eine Dauertherapie mit Protonenpumpenblockern erforderlich. Nach der Genval-Konsensuskonferenz von 1997 besteht Einigkeit in der „step down" Therapieempfehlung [11]. Es wird mit der doppelten Dosis eines Protonenpumpenblockers, z. B. 40 mg Omeprazol, begonnen. Dieses Vorgehen erreicht eine schnellst mögliche und hohe Heilungsrate. Die Dosis wird dann auf die individuelle Erhaltungsdosis titriert. Diese Vorgehensweise ist kostengünstiger als der umgekehrte Weg. Die Beseitigung der Symptome wie Sodbrennen geht mit einer deutlichen Besserung der Lebensqualität parallel [56].

Die Refluxösophagitis Stadium 0 mit endoskopisch unauffälligem Ösophagus und Stadium 1 mit einzelnen Längsrötungen können „on demand" behandelt werden, beispielsweise mit Omeprazol 20 mg [38]. Zwar verlangen auch hier viele Patienten aufgrund der hohen Rezidivrate nach einer Dauertherapie. Diese Dauertherapie kann mit einem Protonenpumpenblocker in halber Standarddosierung bereits erfolgreich sein. Bei einer Bedarfstherapie muß aber nicht befürchtet werden, daß bei Absetzen der Säureblockade ein Rezidiv mit höherem Schweregrad eintritt. Die Frage, ob bei nicht konsequenter dauerhafter Säureblockade bei initial Stadium 0 oder 1 das Risiko der Entwicklung einer Zylinderzellmetaplasie steigt, kann derzeit noch nicht beantwortet werden. Selbstmedikation mit Antazida bei Stadium 0 oder Therapie mit Prokinetika, z. B. Cisaprid, oder H_2-Blockern bei Stadium 0 und 1 bessern die Symptome. Doch auch in den unteren Stadien konnte in zahlreichen prospektiven Doppelblindstudien die Überlegenheit einer Therapie mit Protonenpumpenblockern gezeigt werden. Wasserstoff-Kalium-ATPase-Inhibitoren sind daher Therapie der ersten Wahl in allen Stadien der Refluxösophagitis [11] und nicht mehr nur der H_2-Blocker refraktären Refluxösophagitis vorbehalten [1, 31]. In einer Metaanalyse wurden 43 Originalarbeiten mit insgesamt 7635 Patienten und endoskopisch dokumentierter erosiver oder ulzeröser Refluxösophagitis analysiert [7]. Unter Protonenpumpenblockern im Vergleich zu H_2-Blockern war nicht nur die prozentuale vollständige Abheilung innerhalb von 12 Wochen höher, sondern auch die Geschwindigkeit der Abheilung doppelt so hoch.

Vergleichsstudien Operation versus H_2-Blocker, die eine therapeutische Überlegenheit der Operation zeigten [61], sind daher in Anbetracht der therapeutischen Effizienz der Protonenpumpenblocker aussagelos geworden. Es gibt aber auch, zwar insgesamt wenige, Patienten mit schwerer Refluxösophagitis, deren Entzündung nicht unter 40 mg Omeprazol ausheilt [27]. Ob Patienten mit unter Protonenpumpenblockern therapierefraktärer Refluxösophagitis von einer Operation wirklich profitieren, ist nicht in größeren Studien belegt.

In den meisten prospektiven Doppelblind-Vergleichstudien der im Handel befindlichen Protonenpumpenblocker waren bezüglich Abheilung der Refluxösophagitis 20 mg Omeprazol dosisäquivalent mit 30 mg Lansoprazol und 40 mg Pantoprazol [23, 45]. Die Symptombefreiung tritt unter 30 mg Lansoprazol im Vergleich zu 20 mg Omeprazol möglicherweise gering eher ein [23, 43]. Vergleichsstudien zwischen der neuen Galenik von Omeprazol (multi unit pellet system) mit dadurch gewährleisteter rascherer Magenentleerung und Lansoprazol oder Pantoprazol sind bislang nicht publiziert.

Die Qualität der im Handel befindlichen Omeprazol-Generika bezüglich Galenik und tatsächlich vorhandener intakter Substanzmenge pro Kapsel im Vergleich zum Original muß kritisch hinterfragt werden!

Der vierte in Deutschland erhältliche Protonenpumpenblocker, Rabeprazol, ist in der Akutherapie der Refluxösophagitis in der Dosis von 20 mg wahrscheinlich äquivalent zu den oben genannten Protonenpumpenblockern [8]. Bislang liegen nur wenige publizierte Erfahrungen vor.

Rezidivprophylaxe

Die Refluxösophagitis Stadium 2 mit Erosionen, die noch nicht die gesamte Zirkumferenz umfassen und das Stadium 3 mit Erosionen der gesamten Ösophaguszirkumferenz erfordern eine Dauertherapie mit Protonenpumpenblockern. Bei Absetzen der Therapie kommt es rasch zum Rezidiv [24]. In der Regel findet sich beim Rezidiv der gleiche Schweregrad. Das Rezidiv läßt sich mit einer Omeprazol-Dauertherapie in einer Dosis von 20 mg/die in 80 % verhindern [62]. In dieser Studie brachte die zusätzliche Therapie mit dem Prokinetikum Cisaprid keine Vorteile. In der Rezidivprophylaxe sind H_2-Blocker ineffektiv [9, 62]. Kombination des H_2-Blockers Ranitidin mit Cisaprid sind effektiver als Cisaprid oder Ranitidin allein aber weniger erfolgreich als 20 mg Omeprazol. In einer 5-Jahres-Studie konnte das Rezidiv bei allen Patienten in einer wechselnden Dosierung von 20 bis 60 mg Omeprazol verhindert werden [32]. Protonenpumpenblocker sind daher auch in der Rezidivprophylaxe Mittel der Wahl [5]. Patienten, die unter Omeprazol beschwerdefrei werden, haben auch eine hohe Chance, daß unter Dauertherapie die Refluxösophagitis in Remission bleibt [5].

In der Pathogenese des Barrett wird sowohl Säurereflux als auch Reflux von Duodenalinhalt, id est Gallensäuren, Bilirubin, Pankreasenzyme, als entscheidend angesehen. Die Antirefluxoperation reduziert naturgemäß auch den Reflux von Duodenalinhalt. Eine säuresekretionshemmende Therapie mit Protonenpumpenblocker sollte diesen günstigen Effekt nicht haben. Unter einer Therapie mit 2mal 20 mg Omeprazol pro die wurde interessanterweise aber auch eine Reduktion des duodeno-gastro-ösophagealen Refluxes beobachtet [42].

Sicherheit der Protonenpumpenblocker-Dauertherapie

Die Protonenenpumpenblocker-Dauertherapie ist sicher. Zu Omeprazol [36], mit Einschränkungen auch zu Lansoprazol und Pantoprazol [46, 57], liegen hinsichtlich der Langzeittherapie zahlreiche publizierte Erfahrungen vor.

Therapie bei intestinaler Metaplasie

Bei bereits vorliegendem Barrett-Epithel, kann unter Protonenpumpenblocker-Therapie eine gewisse Rückbildung erfolgen. Diese ist aber in der Regel nie vollständig [55, 60]. Patienten mit Barrett haben daher auch bei Symptomfreiheit unter Protonenpumpenblockern wahrscheinlich das erhöhte Adenokarzinomrisiko und müssen in endoskopischer Überwachung bleiben. Derzeit wird in Studien untersucht, ob durch Argonbeamer-Hitzekoagulation oder photothermische Laserablation die intestinale Metaplasie beseitigt werden kann und unter Protonenpumpenblocker-Therapie eine echte Heilung eintritt [2]. Außerhalb von Studien sollte diese Therapie noch nicht durchgeführt werden.

Auch nach Antirefluxchirurgie kommt es nicht zu einer vollständigen Regredienz der Zylinderzellmetaplasie. Auch diese Patienten müssen in endoskopischer Überwachung bleiben.

Bei Bestätigung der schweren Dysplasie nach dreimonatiger endoskopischer Kontrolle ist unverändert Therapiestandard die Ösophagusresektion. Alternativ im Rahmen von Studien kommen endoskopische Mukosektomie, endoskopische thermische Verfahren oder endoskopische photochemische Destruktion in Frage [14, 19].

Therapie der Striktur

Die entzündlich bedingte Striktur des Ösophagus wird endoskopisch bougiert. Differentialdiagnostisch muß ein Ösophaguskarzinom ausgeschlossen werden. Konsequente Dauertherapie mit Omeprazol reduziert im Gegensatz zur H_2-Blocker-Dauertherapie deutlich die Notwendigkeit zur Rebougierung aufgrund des Rezidivs einer Strikturbildung [41]. In einer kleineren Vergleichsstudie 20 mg Omeprazol versus 30 mg Lansoprazol und 40 mg Pantoprazol war Omeprazol den anderen beiden Substanzen bezüglich Rezidivprophylaxe nach Bougierung überlegen [29].

Helicobacter pylori

Kontrovers ist die Notwendigkeit einer Helicobacter-pylori-Eradikation vor geplanter Langzeittherapie mit Protonenpumpenblocker [48]. Sanierung der H.-pylori-Gastritis führt insbesondere bei vorbestehender Corpusgastritis zu einer höheren Säuresekretion. Zusätzlich fehlt die puffernde Wirkung der Ammoniumionen des H. pylori. Konsequenz ist bei einigen Patienten die Notwendigkeit einer höheren Dosierung des Protonenpumpenblockers zur Symptombefreiung. In einer aktuellen Studie wird aber ein Einfluß der H.-pylori-Infektion auf die Symptomatik und den gastro-ösophagealen Reflux abgelehnt [54]. Auf der anderen Seite kann eine chronische H.-pylori-Gastritis unter medikamentöser Langzeitsäureblockade bis hin zu atrophischer Corpusgastritis aggravieren [33]. Bei jüngeren Patienten sollte daher eine H.-pylori-Eradikation vor geplanter medikamentöser Langzeittherapie empfohlen werden.

Argumente für eine Antirefluxchirurgie aus internistischer Sicht

- Jüngere Patienten mit ausgeprägtem voluminösen Reflux, insbesondere auch nächtlichem Reflux profitieren von einer laparoskopischen Fundoplicatio [64].
- Patienten mit einer langen Lebenserwartung sind für eine laparoskopische Fundoplicatio nach Nissen geeignet, vorausgesetzt die postoperative Morbidität ist gering und die Patienten bleiben über viele Jahre symptomfrei [25]. Die laparoskopische Fundoplicatio mag eine kostengünstigere Alternative für junge „fitte“ Patienten sein, denen eine potentiell lebenslange medikamentöse Therapie hierdurch erspart wird [17].
- Mangelnde Compliance hinsichtlich konsequenter Medikamenteneinnahme bei höheren Stadien der Refluxösophagitis sind ebenfalls eine Operationsindikation.
- Als ein weiteres Argument für die Operation wird fehlendes Ansprechen auf Protonenpumpenblocker angesehen. Fehlendes Ansprechen ist aber eine Seltenheit! Folgende Kriterien sind zu fordern: dreimonatige erfolglose Therapie mit 60 mg Omeprazol und dokumentierter Säurereflux in der 24-Std-pH-Metrie. Ob diese Patienten von einer Antirefluxchirurgie profitieren ist nicht in prospektiven Vergleichsstudien dokumentiert.

Argumente gegen eine Antirefluxchirurgie aus internistischer Sicht

- Bei den meisten Patienten mit Refluxkrankheit gelingt durch Säureblockade mit Protonenpumpenblockern eine Abheilung der Entzündung, Erzielung von Symptomfreiheit und einer damit verbundenen Besserung der Lebensqualität.
- Die überwiegende Mehrzahl der Patienten mit Refluxkrankheit haben ein Stadium 0 oder 1. Obgleich die Beschwerdesymptomatik nicht mit dem Schweregrad der endoskopisch nachweisbaren Ösophagitis korreliert, würde ein operativer Eingriff mit allen Risiken bei diesen Stadien einer Übertherapie entsprechen. Leichtere Formen gehen nicht zwangsläufig im Lauf der Jahre in schwere Formen über.
- Die Fundoplicatio besserte im Vergleich zu einer Kontrollgruppe den Verlauf der Erkrankung nur bei erosiver Ösophagitis mit zusätzlichen Komplikationen wie Ulkus oder Striktur [13]. Die Kontrollgruppe stand aber nicht unter dokumentierter Protonenpumpenblocker-Dauertherapie. Die Fundoplicatio führte nicht zu einer Kostenreduktion. Es traten in der Folge nach Operation auch nicht weniger Adenokarzinome des Ösophagus auf.
- Das Rezidiv läßt sich mit einer dauerhaften medikamentösen Säureblockade bei den meisten Patienten sicher verhindern.
- Die medikamentöse Dauertherapie mit Protonenpumpenblockern ist nahezu nebenwirkungsfrei.

■ Vermeintlich geringere Therapiekosten der Operation kommen erst nach vielen Jahren zur Geltung [25].
■ Die Antirefluxchirurgie hat keine Null-Letalität im Gegensatz zur medikamentösen Säureblockade.
■ Je nach Erfahrung des Chirurgen klagen bis zu 20 % der Patienten postoperativ über neue Symptome wie „gas bloat syndrome“: quälender Meteorismus, Unverträglichkeit kohlensäurehaltiger Getränke, Oberbauchschmerzen.
■ Bei der Frage „Messer“ oder „Pille“ zur Therapie der Refluxösophagitis muß auch berücksichtigt werden, daß viele Patienten aufgrund des Alters und vorliegender Komorbiditäten für eine Operation nicht mehr in Frage kommen [40]. Die komplizierte Refluxösophagitis mit Ulzerationen und/oder Striktur manifestiert sich häufig erst mit Beginn der Symptomatik und in höherem Alter [12].
■ Gute Ergebnisse nach Antirefluxchirurgie werden in der Regel nur bei den Patienten erzielt, die auch auf eine entsprechend dosierte Protonenpumpenblockertherapie ansprechen.

Ausblick in die Zukunft

Die Inzidenz des Adenokarzinoms des Ösophagus nimmt in den westlichen Industrienationen kontinuierlich zu. Derzeit werden noch über 90 % der Adenokarzinome bei Patienten festgestellt, die nicht in ein endoskopisches Überwachungsprogramm hätten eingeschlossen werden können [4]: Nur 20 % hatten eine vorausgehende Refluxsymptomatik, bei weniger als 2 %, die endoskopiert wurden, fand sich ein Barrett-Ösophagus. In einer Fall-Kontrollstudie in Schweden konnte allerdings eine eindeutige Beziehung zwischen langjähriger Refluxsymptomatik und dem Adenokarzinom des Ösophagus festgestellt werden [35]: Desto häufiger, desto schwerer, desto länger die Refluxsymptomatik um so höher das Risiko der Entstehung eines Adenokarzinoms des Ösophagus. Die Verhinderung beziehungsweise rechtzeitige Erkennung eines Adenokarzinoms auf dem Boden einer intestinalen Metaplasie muß erreicht werden. Dies erfordert eine Identifizierung der Risikopatienten. Ob diese Patienten eher von einer Protonenpumpenblocker-Dauertherapie oder von einer Antireflux-Chirurgie profitieren, muß in Studien untersucht werden.

Literatur

1. Bardhan KD, Morris P, Thompson M, Dhande DS, Hinchliffe RF, Jones RB, Daly MJ, Carroll NJ (1990) Omeprazole in the treatment of erosive oesophagitis refractory to high dose cimetidine and ranitidine. Gut 31: 745–749
2. Barham CP, Jones RL, Biddlestone LR, Hardwick RH, Shepherd NA, Barr H (1997) Photothermal laser ablation of Barrett's oesophagus: endoscopic and histological evidence of squamous re-epithelialisation. Gut 41: 281–284
3. Barr LL (1996) Gastroesophageal reflux: recognizing atypical presentations. Postgrad Med 99: 231–237
4. Bytzer P, Christensen PB, Damkier P, Vinding K, Seersholm N (1999) Adenocarcinoma of the esophagus and Barrett's esophagus: apopulation-based study. Am J Gastroenterol 94: 86–91
5. Carlsson R, Galmiche JP, Dent J, Lundell L, Frison L (1997) Prognostic factors influencing relapse of oesophagitis during maintenance therapy with antisecretory drugs: a meta-analysis of long-term omeprazole trials. Aliment Pharmacol Ther 11: 473–482
6. Champion G, Richter JE, Vaezi MF, Singh S, Alexander R (1994) Duodenogastroesophageal reflux: relationship to pH and importance in Barrett's esophagus. Gastroenterology 107: 747–754
7. Chiba N, De Gara CJ, Wilkinson JM, Hunt RH (1997) Speed of healing and symptom relief in grade II to IV gastroesophageal reflux disease: a meta-analysis. Gastroenterology 112: 1798–1810
8. Dekkers CP, Beker JA, Thjodleifsson B, Gabryelewicz A, Bell NE, Humphries TJ (1999) Double-blind comparison [correction of Double-blind, placebo-controlled comparison] of rabeprazole 20 mg vs. omeprazole 20 mg in the treatment of erosive or ulcerative gastro-oesophageal reflux disease. The European Rabeprazole Study Group. Aliment Pharmacol Ther 13: 49–57
9. Dent J, Yeomans ND, Mackinnon M, Reed W, Narielvala FM, Hetzel DJ, Solcia E, Shearman DJ (1994) Omeprazole v ranitidine for prevention of relapse in reflux oesophagitis. A controlled double blind trial of their efficacy and safety Gut 35: 590-598
10. Dent J (1998) Gastro-oesophageal reflux disease. Digestion 59: 433–445

11. Dent J, Brun J, Fendrick AM, Fennerty MB, Janssens J, Kahrilas PJ, Lauritsen K, Reynolds JC, Shaw M, Talley NJ on behalf of the Genval Workshop Group (1999) An evidence-based appraisal of reflux disease management – the Genval Workshop Report Gut 44 (Suppl 2): 1–16
12. El-Serag HB, Sonnenberg A (1997) Associations between different forms of gastro-oesophageal reflux disease. Gut 41: 594-599
13. El-Serag HB, Sonnenberg A (1999) Outcome of erosive reflux esophagitis after Nissen fundoplication. Am J Gastroenterol 94: 1771–1776
14. Ell C (1999) Endoskopische Therapie des Barrett-Ösophagus – eine Ergänzung der medikamentösen und chirurgischen Option? Z Gastroenterol 37: 21–25
15. Falk GW (1999) Reflux disease and Barrett´s esophagus. Endoscopy 31: 9–16
16. Ferreres JC, Fernandez F, Rodriguez Vives A, Gonzalez-Rodilla I, Ursua I, Ramos R, Val-Bernal JF (1991) Helicobacter pylori in Barrett's esophagus. Histol Histopathol 6: 403–408
17. Galmiche JP, Letessier E, Scarpignato C (1998) Treatment of gastro-oesophageal reflux disease in adults. BMJ 316: 1720–1723
18. Goldstein SR, Yang GY, Curtis SK, Reuhl KR, Liu BC, Mirvish SS, Newmark HL, Yang CS (1997) Development of esophageal metaplasia and adenocarcinoma in a rat surgical model without the use of a carcinogen. Carcinogenesis 18: 2265–2270
19. Gossner L, Stolte M, Sroka R, Rick K, May A, Hahn EG, Ell C (1998) Photodynamic ablation of high-grade dysplasia and early cancer in Barrett's esophagus by means of 5-aminolevulinic acid. Gastroenterology 114: 448–455
20. Gotley DC, Appleton GV, Cooper MJ (1992) Bile acids and trypsin are unimportant in alkaline esophageal reflux. J Clin Gastroenterol 14: 2–7
21. Gray MR, Donnelly RJ, Kingsnorth AN (1991) Role of salivary epidermal growth factor in the pathogenesis of Barrett's columnar lined oesophagus. Br J Surg 78: 1461-1466
22. Halvorsen JF, Semb BK (1975) The „Barrett syndrome" (the columnar-lined lower oesophagus): an acquired condition secondary to reflux oesophagitis. A case report with discussion of pathogenesis. Acta Chir Scand 141: 683–687
23. Hatlebakk JG, Berstad A, Carling L, Svedberg LE, Unge P, Ekstrom P, Halvorsen L, Stallemo A, Hovdenak N, Trondstad R, et al (1993) Lansoprazole versus omeprazole in short-term treatment of refluxoesophagitis. Results of a Scandinavian multicentre trial. Scand J Gastroenterol 28: 224–228
24. Hetzel DJ, Dent J, Reed WD, Narielvala FM, Mackinnon M, McCarthy JH, Mitchell B, Beveridge BR, Laurence BH, Gibson GG, et al (1988) Healing and relapse of severe peptic esophagitis after treatment with omeprazole. Gastroenterology 95: 903–912
25. Heudebert GR, Marks R, Wilcox CM, Centor RM (1997) Choice of long-term strategy for the management of patients with severe esophagitis: a cost-utility analysis. Gastroenterology 112: 1078–1086
26. Hirota WK, Loughney TM, Lazas DJ, Maydonovitch CL, Rholl V, Wong RK (1999) Specialized intestinal metaplasia, dysplasia, and cancer of the esophagus and esophagogastric junction: prevalence and clinical data. Gastroenterology 116: 277–285
27. Holloway RH, Dent J, Narielvala F, Mackinnon AM (1996) Relation between oesophageal acid exposure and healing of oesophagitis with omeprazole in patients with severe reflux oesophagitis. Gut 38: 649–654
28. Iascone C, DeMeester TR, Little AG, Skinner DB (1983) Barrett's esophagus. Functional assessment, proposed pathogenesis, and surgical therapy. Arch Surg 118: 543–549
29. Jaspersen D, Diehl KL, Schoeppner H, Geyer P, Martens E (1998) A comparison of omeprazole, lansoprazole and pantoprazole in the maintenance treatment of severe reflux oesophagitis. Aliment Pharmacol Ther 12: 49-52
30. Kiljander TO, Salomaa ER, Hietanen EK, Terho EO (1999) Gastroesophageal reflux in asthmatics: A double-blind, placebo-controlled crossover study with omeprazole. Chest 116: 1257–1264
31. Klinkenberg-Knol EC, Jansen JM, Festen HP, Meuwissen SG, Lamers CB (1987) Double-blind multicentre comparison of omeprazole and ranitidine in the treatment of reflux oesophagitis. Lancet 8529: 349–351
32. Klinkenberg-Knol EC, Festen HP, Jansen JB, Lamers CB, Nelis F, Snel P, Luckers A, Dekkers CP, Havu N, Meuwissen SG (1994) Long-term treatment with omeprazole for refractory reflux esophagitis: efficacy and safety. Ann Intern Med 121: 161–167
33. Kuipers EJ, Lundell L, Klinkenberg-Knol EC, Havu N, Festen HP, Liedman B, Lamers CB, Jansen JB, Dalenback J, Snel P, Nelis GF, Meuwissen SG (1996) Atrophic gastritis and Helicobacter pylori infection in patients with reflux esophagitis treated with omeprazole or fundoplication. N Engl J Med 334: 1018–1022
34. Labenz J, Malfertheiner P (1997) Helicobacter pylori in gastro-oesophageal reflux disease: causal agent, independent or protective factor? Gut 41: 277–280
35. Lagergren J, Bergstrom R, Lindgren A, Nyren O (1999) Symptomatic gastroesophageal reflux as a risk factor for esophageal adenocarcinoma. N Engl J Med 340: 825–831
36. Langtry HD, Wilde MI (1998) Omeprazole. A review of its use in Helicobacter pylori infection, gastro-oesophageal reflux disease and peptic ulcers induced by nonsteroidal anti-inflammatory drugs. Drugs 56: 447–486
37. Lieberman DA, Oehlke M, Helfand M (1997) Risk factors for Barrett's esophagus in community-based practice. GORGE consortium. Gastroenterology Outcomes Research Group in Endoscopy. Am J Gastroenterol 92: 1293–1297

38. Lind T, Havelund T, Lundell L, Glise H, Lauritsen K, Pedersen SA, Anker-Hansen O, Stubberod A, Eriksson G, Carlsson R, Junghard O (1999) On demand therapy with omeprazole for the long-term management of patients with heartburn without oesophagitis – a placebo-controlled randomized trial. Aliment Pharmacol Ther 13: 907–914
39. Liron R, Parrilla P, Martinez de Haro LF, Ortiz A, Robles R, Lujan JA, Fuente T, Andres B (1997) Quantification of duodenogastric reflux in Barrett's esophagus. Am J Gastroenterol 92: 32–36
40. Lundell LR (1994) The knife or the pill in the long-term treatment of gastroesophageal reflux disease? Yale J Biol Med 67: 233–246
41. Marks RD, Richter JE, Rizzo J, Koehler RE, Spenney JG, Mills TP, Champion G (1994) Omeprazole versus H2-receptor antagonists in treating patients with peptic stricture and esophagitis. Gastroenterology 106: 907–915
42. Marshall RE, Anggiansah A, Manifold DK, Owen WA, Owen WJ (1998) Effect of omeprazole 20 mg twice daily on duodenogastric and gastro-oesophageal bile reflux in Barrett's oesophagus Gut 43: 603–606
43. Mee AS, Rowley JL (1996) Rapid symptom relief in reflux oesophagitis: a comparison of lansoprazole and omeprazole. Aliment Pharmacol Ther 10: 757–763
44. Meyer W, Vollmar F, Bar W (1979) Barrett-esophagus following total gastrectomy. A contribution to it's pathogenesis. Endoscopy 11: 121–126
45. Mössner J, Hölscher AH, Herz R, Schneider A (1995) A double-blind study of pantoprazole and omeprazole in the treatment of reflux oesophagitis: a multicentre trial. Aliment Pharmacol Ther 9: 321–326
46. Mössner J, Koop H, Porst H, Wubbolding H, Schneider A, Maier C (1997) One-year prophylactic efficacy and safety of pantoprazole in controlling gastro-oesophageal reflux symptoms in patients with healed reflux oesophagitis. Aliment Pharmacol Ther 11: 1087–1092
47. Nehra D, Howell P, Williams CP, Pye JK, Beynon J (1999) Toxic bile acids in gastro-oesophageal reflux disease: influence of gastric acidity. Gut 44: 598-602
48. O'Connor HJ (1999) Review article: Helicobacter pylori and gastro-oesophageal reflux disease – clinical implications and management. Aliment Pharmacol Ther 13: 117–127
49. Orr WC, Lackey C, Robinson MG, Johnson LF, Welsh JD (1988) Esophageal acid clearance during sleep in patients with Barrett's esophagus. Dig Dis Sci 33: 654–659
50. Parkman HP, Fisher RS (1997) Contributing role of motility abnormalities in the pathogenesis of gastroesophageal reflux disease. Dig Dis 15 (Suppl 1): 40–52
51. Parrilla P, Ortiz A, Martinez de Haro LF, Aguayo JL, Ramirez P (1990) Evaluation of the magnitude of gastro-oesophageal reflux in Barrett's oesophagus. Gut 31: 964–967
52. Penagini R, Mangano M, Bianchi PA (1998) Effect of increasing the fat content but not the energy load of a meal on gastro-oesophageal reflux and lower oesophageal sphincter motor function. Gut 42: 330–333
53. Pera M, Trastek VF, Pairolero PC, Cardesa A, Allen MS, Deschamps C (1993) Barrett's disease: pathophysiology of metaplasia and adenocarcinoma. Ann Thorac Surg 56: 1191–1197
54. Peters FT, Kuipers EJ, Ganesh S, Sluiter WJ, Klinkenberg-Knol EC, Lamers CB, Kleibeuker JH (1999) The influence of Helicobacter pylori on oesophageal acid exposure in GERD during acid suppressive therapy. Aliment Pharmacol Ther 13: 921–926
55. Peters FT, Ganesh S, Kuipers EJ, Sluiter WJ, Klinkenberg-Knol EC, Lamers CB, Kleibeuker JH (1999) Endoscopic regression of Barrett's oesophagus during omeprazole treatment; a randomised double blind study. Gut 45: 489–494
56. Revicki DA, Crawley JA, Zodet MW, Levine DS, Joelsson BO (1999) Complete resolution of heartburn symptoms and health-related quality of life in patients with gastro-oesophageal reflux disease. Aliment Pharmacol Ther 13: 1621–1630
57. Robinson M, Lanza F, Avner D, Haber M (1996) Effective maintenance treatment of reflux esophagitis with low-dose lansoprazole. A randomized, double-blind, placebo-controlled trial. Ann Intern Med 124: 859–867
58. Romero Y, Cameron AJ, Locke GR 3rd, Schaid DJ, Slezak JM, Branch CD, Melton LJ 3rd (1997) Familial aggregation of gastroesophageal reflux in patients with Barrett's esophagus and esophageal adenocarcinoma. Gastroenterology 113: 1449–1456
59. Sampliner RE (1998) Practice guidelines on the diagnosis, surveillance, and therapy of Barrett's esophagus. The Practice Parameters Committee of the American College of Gastroenterology. Am J Gastroenterol 93: 1028–1032
60. Sharma P, Sampliner RE, Camargo E (1997) Normalization of esophageal pH with high-dose proton pump inhibitor therapy does not result in regression of Barrett's esophagus. Am J Gastroenterol 92: 582–5
61. Spechler SJ (1992) Comparison of medical and surgical therapy for complicated gastroesophageal reflux disease in veterans. The Department of Veterans Affairs Gastroesophageal Reflux Disease Study Group. N Engl J Med 326: 786–792
62. Vigneri S, Termini R, Leandro G, Badalamenti S, Pantalena M, Savarino V, Di Mario F, Battaglia G, Mela GS, Pilotto A, et al (1995) A comparison of five maintenance therapies for reflux esophagitis. N Engl J Med 333: 1106–1110
63. Waring JP, Legrand J, Chinichian A, Sanowski RA (1990) Duodenogastric reflux in patients with Barrett's esophagus. Dig Dis Sci 35: 759–762
64. Wetscher GJ, Glaser K, Gadenstaetter M, Profanter C, Hinder RA (1999) The effect of medical therapy and antireflux surgery on dysphagia in patients with gastroesophageal reflux disease without esophageal stricture. Am J Surg 177: 189–192
65. Wilson LJ, Ma W, Hirschowitz BI (1999) Association of obesity with hiatal hernia and esophagitis. Am J Gastroenterol 94: 2840–2844

Indikationsstellung zur Antirefluxoperation

Harald Tigges, Jörn Maroske, Gabor Varga, Karl-Hermann Fuchs

Therapieziele

Sowohl die konservative als auch die operative Therapie einer manifesten Refluxkrankheit verfolgen gemeinsam nachfolgende Ziele: 1. Eine dauerhafte Beseitigung aller Symptome. 2. Beseitigung bereits eingetretener Komplikationen der gastroösophagealen Refluxkrankheit. 3. Ausschaltung eines nachgewiesenen pathologischen gastroösophagealen Reflux in seiner abnormalen Menge und ggf. Zusammensetzung.

Idealerweise würde sich eine Therapie anbieten, die die Pathomechanismen der Erkrankung ursächlich angeht. Das chirurgische Behandlungskonzept der gastroösophagealen Refluxkrankheit beseitigt die häufigste Ursache, die mechanische Inkompetenz des unteren ösophagealen Sphinkters, ab [2, 3, 7]. Durch Verstärkung der Hochdruckzone im Bereich des gastroösophagealen Überganges wird der Widerstand gegen einen Rückfluß von Mageninhalt in die Speiseröhre erhöht. Die Ursachen der Refluxkrankheit sind multifaktoriell bestimmt und sollten vor einer geplanten Operation präzise bestimmt werden, um Indikationsfehler zu vermeiden.

In einer Fehleranalyse von Versagern der Fundoplicatio konnten neben technischen Fehlern auch Indikationsfehler aufgedeckt werden [16]. Voraussetzung für ein gutes Ergebnis ist eine exakte Operationstechnik und eine auf die jeweilige Klinik und pathophysiologische Situation angepasste Indikationsstellung zur Operation. Dies erfordert eine umfassende und differenzierte präoperative gastrointestinale Funktionsdiagnostik zum Nachweis der gastroösophagealen Refluxkrankheit und zur Aufdeckung ihrer Pathomechanismen.

Indikationskriterien

Nach wie vor ist die Behandlung der Akuttherapie der gastroösophagealen Refluxkrankheit Domäne eines konservativ-medikamentösen Therapieregimes mit Gabe von Protonenpumpenblockern (PPI) [9, 11]. Dies ist gerechtfertigt, wenn man berücksichtigt, daß bei etwa 45 % der Patienten die Erkrankung als einmaliges Ereignis ohne weitere Konsequenzen abläuft. Bei etwa 55 % der erkrankten Patienten tritt die gastroösophageale Refluxkrankheit jedoch rezidivierend auf [13]. Dabei wird bei 20 % sogar ein progredienter peptischer Schleimhautschaden im Ösophagus beobachtet. Trotz der initial hohen Erfolgsrate einer medikamentösen Therapie tritt nach Absetzen der Medikation bei etwa 50 % der betroffenen Patienten innerhalb weniger Tage ein Rezidiv der Erkrankung auf, so daß eine Dauertherapie erforderlich wird [13]. Diese medikamentöse Dauertherapie kann mit Nebenwirkungen einhergehen. So wird die bakterizide Wirkung der Magensäure durch Anhebung des pH-Wertes deutlich abgeschwächt, was zu einer bakteriellen Fehlbesiedlung im Magen und Duodenum führen kann.

Im Zeitalter der minimal-invasiven Operationstechniken stellen die Antirefluxoperationen gerade bei progredientem Krankheitsverlauf eine immer interessanter werdende Therapiealternative dar [8, 14]. Die Indikation zu einer operativen Behandlung der gastroösophagealen Refluxkrankheit sollte von 4 wesentlichen Faktoren abhängig gemacht werden: dem Leidensdruck, den Komplikationen der Erkrankung, dem zugrundeliegenden Funktionsdefekt und dem Allgemeinzustand des Patienten. Höchste Priorität hat der subjektiv vom Patienten empfundene Leidensdruck und die hiervon abhängige Beeinträchtigung der Lebensqualität. Die Präsenz von therapierefraktären Symptomen wie Sodbrennen, Regurgitationen oder epigastrischen Schmerzen sind klare Operationsindikationen [8, 10]. Komplikationen der Refluxkrankheit wie persistierende Ösophagitis, Stenosen, Blutungen und Ulzera sind eindeutige Kriterien, die nach einer permanenten Antirefluxbarriere verlangen. Eine Sonderrolle kommt dabei im Rahmen der potentiellen Karzinogenese der Entwicklung eines Barrett-Ösophagus zu [2, 4, 6].

In vielen Kliniken in Europa wird die Indikation zur Operation nur dann gesehen, wenn eine Ösophagitis Grad 3 oder 4 nach Savary-Miller vorliegt [4]. Dies hat seinen Ursprung in der historischen Entwicklung zur Diagnosefindung der gastroösophagealen Refluxkrankheit. Es gibt jedoch schlagkräftige Argumente, die gegen eine alleinige Heranziehung des Ösophagitisgrades zur Indikationsstellung sprechen. Nur etwa 60 % der Patienten mit Refluxsymptomen haben zum Zeitpunkt der stationären bzw. ambulanten Untersuchung eine Ösophagitis [5, 10]. Dies ist nicht zuletzt auch Folge einer bei der Mehrzahl der Patienten anzutreffenden medikamentösen Vorbehandlung mit Protonenpumpenblockern, wodurch die Ösophagitis in der akuten Phase gut abheilt [4, 9, 11]. Entscheidend in der Behandlung der gastroösophagealen Refluxkrankheit ist nicht nur die Beseitigung der Ösophagitis, sondern die sichere und effektive Langzeittherapie. Gerade jungen Patienten mit zu erwartendem langem Krankheitsverlauf kann eine laparoskopische Fundoplicatio zu Gute kommen, da der Reflux in seinen unterschiedlichsten Qualitäten unterbunden wird, und eine möglicherweise alternativ lebenslang erforderliche medikamentöse Therapie entfällt [4, 12]. Voraussetzung für jede Antirefluxoperation ist jedoch ein nachgewiesener, kausaler Funktionsdefekt im oberen Gastrointestinaltrakt, der durch eine chirurgische Behandlung auch korrekturfähig ist. Die pathophysiologische Situation muß nach Abwägung von Risiken und Nutzen für den Patienten und sein Beschwerdebild eine Operation sinnvoll erscheinen lassen. Da die Effektivität aller Antirefluxoperationen von einer adäquaten Verstärkung der Hochdruckzone am gastroösophagealen Übergang abhängig ist, ist bei Indikationsstellung eine operative Behandlung der gastroösophagealen Refluxkrankheit dann durchzuführen, wenn eine Insuffizienz des unteren ösophagealen Sphinkters besteht. Darüber hinaus kann ein differenzierteres Behandlungs- und Operationskonzept bei Nachweis einer höhergradigen Ösophagusmotilitätsstörung oder duodenogastralen Reflux in Frage kommen [4, 8, 14-17].

Ausschlaggebend bei der Indikationsstellung zur Fundoplikatio ist bei nachgewiesenem Funktionsdefekt in jedem Fall der Allgemeinzustand des Patienten. Bei reduziertem Allgemeinzustand sind Nutzen, langfristige Perspektiven und positive Beeinflußbarkeit der Lebensqualität sorgsam gegenüber dem Patientenrisiko abzuwägen. Bei der gastroösophagealen Refluxkrankheit handelt es sich um eine benigne Erkrankung, weshalb jede postoperative Morbidität oder gar Letalität schwer wiegt. Aus volkswirtschaftlicher Sicht kommt zudem ein Kosten-Nutzen-Aspekt hinzu. Jede operative Komplikation führt zu einer gewaltigen Kostensteigerung [4, 8]. Nach Coley et al. sind die Kosten für eine verbesserte Lebensqualität durch eine Antirefluxoperation vor allem bei Frauen über dem 65. Lebensjahr und bei Männern über dem 55. Lebensjahr enorm aufwendig, so daß in diesen Fällen besonders kritisch geprüft werden muß, ob nicht eine medikamentöse Langzeittherapie sinnvoller ist [1].

Tabelle 1 Kriterien zur Operationsindikation für die Antirefluxchirurgie (E.A.E.S. Consensus Development Konferenz)

- Compliance-Probleme unter optimaler PPI-Therapie (Präferenz, Nebenwirkungen, Abhängigkeit, reduzierte Lebensqualität)
- Rezidivierende oder persistierende Ösophagitis und Symptome trotz optimaler konservativer Therapie
- (Komplikation der Erkrankung: Stenose, Ulkus, Barrett)

Tabelle 2 Kriterien der progressiven Verlaufsform der gastroösophagealen Refluxkrankheit

- Sphinkterinkompetenz
- insuffiziente Ösophagusperistaltik
- Mischreflux von Säure und Galle
- dokumentierte Entwicklung von Komplikationen (erosive oder ulceröse Ösophagitis, Stenose, Barrett)
- Notwendigkeit der PPI-Dosissteigerung

Tabelle 3 Indikationen zur Antirefluxchirurgie

1. Nachweis einer progressiven Krankheitsform
2. Persistierende nicht-säureassoziierte Symptome unter PPI-Therapie (respiratorische Symptome, Volumen-Reflux, Regurgitation)
3. Compliance-Probleme unter PPI-Therapie (Präferenz, Nebenwirkungen, reduzierte Lebensqualität)
4. persistierende und/oder rezidivierende Ösophagitis trotz PPI-Therapie

Im Juni 1996 fand in Trondheim (Norwegen) eine Konsensuskonferenz der European Association for Endoscopic Surgery (E.A.E.S.) statt, in der die dargestellten Indikationskriterien zur Antirefluxoperation festgelegt wurden [4]. Tabelle 1 demonstriert die Kriterien wie sie im Rahmen dieser Consensus-Konferenz erarbeitet wurden. Im Vordergrund stehen bei diesen Kriterien Complianceprobleme dieser Patienten unter optimaler PPI-Therapie. Hier findet sich der Einfluß der Mitarbeiter in der Consensus-Konferenz, die die Antirefluxchirurgie besonders dann einsetzen, wenn eine langfristige PPI-Therapie erfolgreich erscheint und die Antirefluxchirurgie als direkte Alternative zur Langzeit-PPI-Therapie eingesetzt werden kann. Den Komplikationen der Erkrankung und damit den besonders schwierigen Patienten, sowohl in der Indikationsstellung als auch in der Operationstechnik wird eher eine untergeordnete Rolle eingeräumt.

Demgegenüber sehen wir einen besonderen Schwerpunkt in der Betreuung und schließlich operativen Therapie der Patienten, die die Kriterien einer progressiven Krankheitsform der gastroösophagealen Refluxkrankheit erfüllen. Tabelle 2 demonstriert diese Kriterien [7]. Schwerpunkt ist der gleichzeitige Nachweis von mehreren dieser Kriterien, d. h. ein nachgewiesener Funktionsdefekt größeren Ausmaßes bei gleichzeitig vorhandener Entwicklung von Mukosaschäden und einer deswegen nötigen ständigen Dosissteigerung der Protonenpumpeninhibitoren-Therapie.

Zusammenfassend ergibt sich somit für die Indikationskriterien zur Antirefluxchirurgie eine Liste von vier verschiedenen Komplexen (Tabelle 3). Dies betrifft einerseits den Nachweis einer progressiven Krankheitsform der Refluxkrankheit, zweiten die Persistenz von nicht säureassoziierten Symptomen unter optimaler PPI-Therapie und hier sind besonders zu erwähnen die Patienten mit Speiseregurgitation und Volumenreflux sowie die mit respiratorischen Symptomen. Die dritte Gruppe stellen die Patienten mit Complianceproblemen unter optimaler PPI-Therapie dar, die entweder Nebenwirkungen aufweisen, oder aber als Präferenz eine operative Therapie vorschlagen bzw. durch die konservative Therapie eine reduzierte Lebensqualität empfinden. Die kleinste Gruppe dürfte wohl die Patienten umfassen, die eine persistierende und/oder rezidivierende Ösophagitis trotz optimaler PPI-Therapie aufweisen.

Fazit

Nach wie vor sollte die Behandlung der akuten Phase der gastroösophagealen Refluxkrankheit Domäne der Protonenpumpenblocker bleiben [11]. Jedoch nehmen Verlaufsform und Dauer der gastroösophagealen Refluxkrankheit entscheidenden Einfluß auf die Art und Weise einer sinnvollen Weiterbehandlung. Gerade Patienten mit einem progredienten Verlauf der Erkrankung und eingeschränkter Lebensqualität können mit hoher Wahrscheinlichkeit von einer Fundoplicatio profitieren, da sie einer weiteren zur Linderung ihrer Beschwerden notwendig werdenden medikamentösen Dosissteigerung entgehen [4, 8]. Kriterien, die eine progrediente gastroösophageale Refluxkrankheit anzeigen, sind: eine Inkompetenz des unteren ösophagealen Sphinkters, Motilitätsstörungen der Speiseröhre, ein pathologischer duodenogastroösophagealer Reflux, das Auftreten von Komplikationen der GERD (Ösophagitis, peptische Stenosen, Strikturen, Erosionen oder Ulzera, Barrett-Ösophagus) und eine notwendige medikamentöse Dosissteigerung. Neben der Krankheitsprogredienz stellen jedoch auch medikamentöse Therapieversager, d. h. Patienten deren Symptome durch Gabe von Protonenpumpenblockern nicht ausreichend zu beherrschen sind, eine Patientengruppe dar, die einer operativen Therapie zugeführt werden sollte. Da gerade bei notwendiger Dosissteigerung der Protonenpumpenblocker eine erhöhte Rate von medikamentösen Nebenwirkungen beobachtet wird, ist auch hier die Indikation zur Antirefluxoperation zu prüfen. Eine ausführliche gastrointestinale Funktionsdiagnostik sollte der Indikationsstellung zur Fundoplicatio unbedingt vorausgehen.

Literatur

1. Coley CM, Barry MJ, Spechler SJ, Williford WO, Mulley AG (1993) Initial medical vs. surgical therapy for complicated or chronic gastroesophageal reflux disease: a cost-effectiveness analysis. Gastroenterology 104: A5
2. DeMeester TR (1987) Definition, detection and pathophysiology of gastroesophageal reflux disease. In: DeMeester TR, Matthews HR (Hrsg) International trends in general thoracic surgery, Vol 3. Benign esophageal disease. Mosby, St Louis, S 99–127
3. DeMeester TR, Bonavina L, Albertucci M, (1986) Nissen fundoplication for gastroesophageal reflux disease. Evaluation of primary repair in 100 consecutive patients. Ann Surg 204: 19
4. Eypasch E, Neugebauer E, Fischer F, Troidl H (1997) Laparoscopic antireflux surgery for gastroesophageal reflux disease (GERD). Results of a consensus development conference. Surg Endosc 11: 413–426
5. Fuchs KH, DeMeester TR, Albertucci M (1987) Specificity and sensitivity of objective diagnosis of gastroesophageal reflux disease. Surgery 102: 575–580
6. Fuchs KH, Engemann R, Thiede A (1994) Chirurgische oder konservative Therapie des Barrett-Ösophagus? Chirurg 65: 88–95
7. Fuchs KH, Freys SM, Heimbucher J, Thiede A (1995) Pathophysiologic spectrum in patients with gastroesophageal reflux disease in a surgical GI-function laboratory. Dis Esoph 8: 211–217
8. Fuchs KH, Feussner H, Bonavina L, Collard JM, Coosemans W, for the European Study Group for Antireflux Surgery (1997) Current status and trends in laparoscopic antireflux surgery: results of a consensus meeting. Endoscopy 29: 298–308
9. Hetzel DJ, Dent J, Reed WD, Narielvala FM, et al (1988) Healing and relapse of severe peptic esophagitis after treatment with omeprazole. Gastroenterology 95: 903
10. Klauser AG, Schindlbeck NE, Müller-Lissner SA (1990) Symptoms in gastro-oesophageal reflux disease. Lancet 335: 205
11. Koop H, Arnold R (1991) Long-term maintenance treatment of reflux esophagitis with omeprazole. Prospective study with H_2-blocker-resistant esophagitis. Dig Dis Sci 36: 552
12. Lundell L, and the Nordic GERD study group (1999) Omeprazole or antireflux surgery int the long-term management of gastro-oesophageal reflux disease:

Results of a multicentre, randomised clinical trial. Gastroenterology 114: G0848
13. Monnier P, Ollyo JB, Fontolliet C, Savary M (1995) Epidemiology and natural history of reflux esophagitis. Semin Lap Surg 2: 2
14. Peters JH, Kauer W, DeMeester TR, Heimbucher J, Ireland AP, Bremner CG (1995) Optimal surgical therapy for gastro-oesophageal reflux disease requires a tailored surgical approach. J Thorac Cardiovasc Surg 7: 141–146
15. Rydberg L, Ruth M, Abrahamsson H, Lundell L (1999) Tailoring antireflux surgery: a randomized clinical trial. World J Surg 23: 612–618
16. Skinner DB, Klementschitsch P, Little AG, DeMeester TR, Belsey RHR (1985) Assessment of failed antireflux repairs. In: DeMeester TR, Skinner DB (Hrsg) Esophageal disorders: pathophysiology and therapy. Raven Press, New York, S 303–313
17. Wetcher GJ, Glaser K, Gadenstätter M, Wieschemeyer T, Profanter C, Klingler P (1998) Laparoscopic partial posterior fundoplication improves poor oesophageal contractility in patients with gastrooesophageal reflux disease. Eur J Surg 164: 679–684

Die laparoskopische Technik der Fundoplicatio nach Nissen-DeMeester

Karl-Hermann Fuchs

Die Nissen-Fundoplicatio oder 360°-Vollmanschette hat sich nach ihrer Erstbeschreibung durch Nissen 1956 bis zum heutigen Tage unter den Chirurgen zum populärsten Antirefluxverfahren etabliert. Sowohl in Europa als auch in den USA und da vor allem in der Chicagoer Chirurgenschule um T.R. DeMeester und um C.T. Bombeck wurde nach experimentellen und klinischen Untersuchungen eine kurze und lockere Manschette, der sog. „Floppy Nissen" gefordert, um unangenehme Nebenwirkungen der Fundoplicatio zu verhindern. Die Notwendigkeit einer Hiatuseinengung (posteriore Hiatoplastik) wurde kontrovers gesehen. Auch das Ausmaß der Fundusmobilisierung wurde keinesfalls einheitlich durchgeführt.

Technik

Stellvertretend sei hier die laparoskopische Technik der Fundoplicatio nach Nissen-DeMeester im einzelnen ausgeführt [17, 34]. Der/die Pat. wird in der sog. French Position auf dem Operationstisch mit gespreizten Beinen gelagert und während der Operation in eine Fußtieflage gebracht, so daß das abdominelle Fett und Dünn- und Dickdarm durch die Schwerkraft nach kaudal gezogen werden und damit die Exploration des Oberbauches besser möglich ist (Abb. 1). Nach Vorbereitung, Abwaschen und Abdecken des Patienten wird eine Verres-Nadel auf der Mittellinie etwa ein Drittel Strecke zwischen Nabel und Xiphoid eingestochen und mit den üblichen Sicherheitstests ein Pneumoperitoneum angelegt. Hierbei wird bei Heranwachsenden und Erwachsenen ein Druck von 10–14 mm Hg

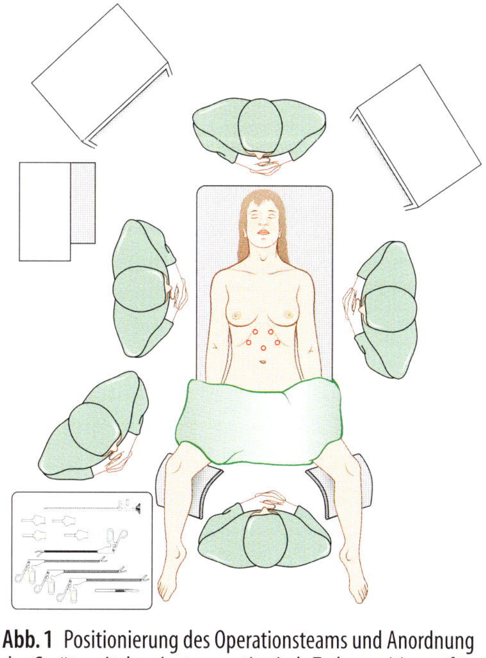

Abb. 1 Positionierung des Operationsteams und Anordnung der Geräte mit dem Instrumentiertisch. Trokarpositionen für die laparoskopische Fundoplicatio.

auf dem Laparoflator eingestellt, bei kleineren Kindern ein Druck in Abhängigkeit von der Körpergröße zwischen 6 und 8 mm Hg. Das Einbringen des ersten Trokars erfolgt immer mit dem Kegeltrokar, der weniger mit Kraft eingeschoben als mehr in den Bauch hinein gedreht wird. Dem Geübten gelingt es nach entsprechender Lernphase ein Gewebegefühl dafür zu entwickeln, wann der Trokar durch die Faszie hindurch gedreht wird, so daß er auch bei niedrigem Bauchdecken-Darmabstand Verletzungen vermeiden kann. Eine andere Möglichkeit ist der offene Zugang zur Bauchhöhle, dem von Unerfahrenen immer der Vorzug gegeben werden sollte.

Für diese Eingriffe ist eine 30°-Optik sinnvoll, um so mühelos, z. T. auch über wechselnde Trokarpositionen die Region hinter der Speiseröhre und den thorakalen Bereich bei der Mobilisierung des Ösophagus zu erreichen.

Nacheinander werden weitere 11-mm-Trokare in den Oberbauch eingebracht in der im Schema erkenntlichen Weise unter endoskopischer Sicht. Der rechtslaterale Trokar muß ein 12-mm-Trokar sein, wenn ein größerkalibriges Weghalteinstrument für den linken Leberlappen verwendet wird. Über den rechtslateralen Trokarkanal wird der Organretraktor eingebracht und der linke Leberlappen beiseitegehalten. Die Faßzange über den linkslateralen Trokarkanal kann den Magenfundus nach linkslateral und kaudal anspannen. Zunächst sollte eine genaue Inspektion des Magens und des gastroösophagealen Übergangs vorgenommen werden. Hierbei muß die Weite des Hiatus sowie eine mögliche Fixierung der Kardia und damit des unteren ösophagealen Sphinkters im Thorax abgeklärt werden (Abb. 2). Diese Faktoren haben einen wesentlichen Einfluß auf die weitere Operationstechnik.

Bei der 360°-Fundoplicatio nach Nissen halten wir eine vollständige Mobilisierung des Fundus mit Durchtrennung und Verschluß der Vasa gastrica brevia sowie der dorsalen Mobilisierung von den retroperitonealen Strukturen für notwendig, um eine lockere Manschette um den unteren ösophagealen Sphinkter spannungsfrei legen zu können (Abb. 3). Hierzu wird über den rechtsparamedianen Trokar eine Faßzange eingebracht, die den Magen nach rechts anspannt. Durch eine weitere Faßzange kann das Lig. gastrolienale auf der linken Seite angespannt werden. Auf diese Weise kann nun über den linken paramedianen

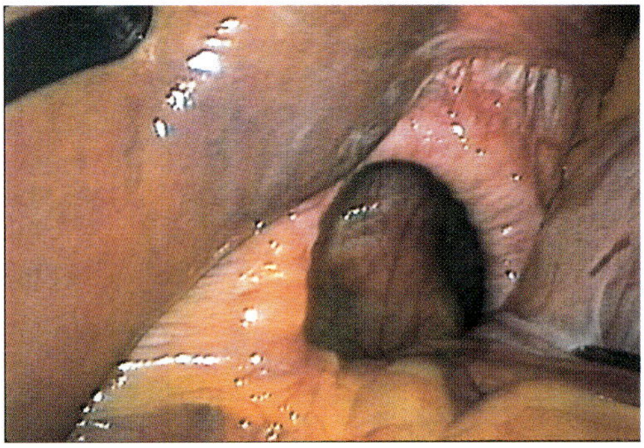

Abb. 2 Abklärung der Weite des Hiatus.

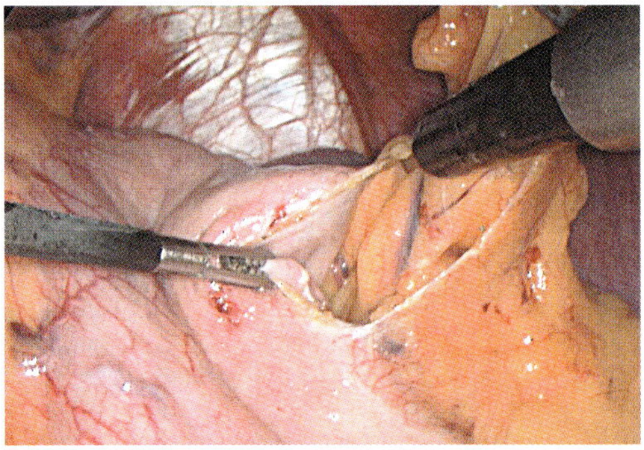

Abb. 3 Fundusmobilisation mit dem Ultraschalldissektor.

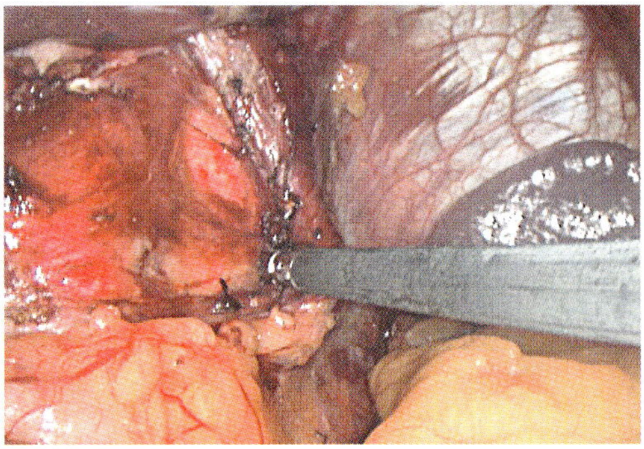

Abb. 4 Dissektion des linken Zwerchfellschenkels über die gesamte Länge.

Zugang schrittweise die Dissektion mit dem Ultraschall-Dissektor erfolgen. Probleme können hier auftreten, wenn das gastrolienale Ligament sehr kurz ist und der Magenfundus unmittelbar am oberen Pol der Milz anliegt, so daß wenig Strecke zur Präparation bleibt. Entscheidend ist in dieser Phase die Dissektion des linken Zwerchfellschenkels über die gesamte Länge (Abb. 4).

Sodann wird begonnen, durch Inzidieren der phrenico-ösophagealen Membran unmittelbar kranial am rechten Crus den Hiatus von rechts nach links freizupräparieren (Abb. 5). Zur Erhaltung der Vagusäste zur Leber und Gallenblase ist es wichtig möglichst weit oben am Hiatusbogen mit der Präparation anzufangen und hier auf den rechten Zwerchfellschenkel einzugehen. Bei Draufsicht wird man links den Lobus caudatus der Leber bzw. dahinter nach Weghalten auch die Vena cava erkennen.

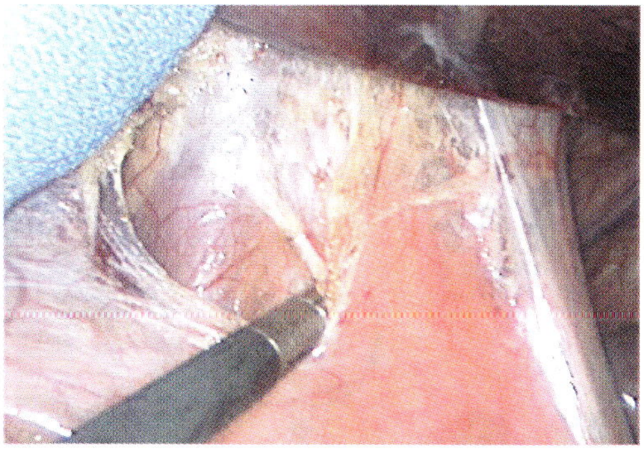

Abb. 5 Rechter Zwerchfellschenkel.

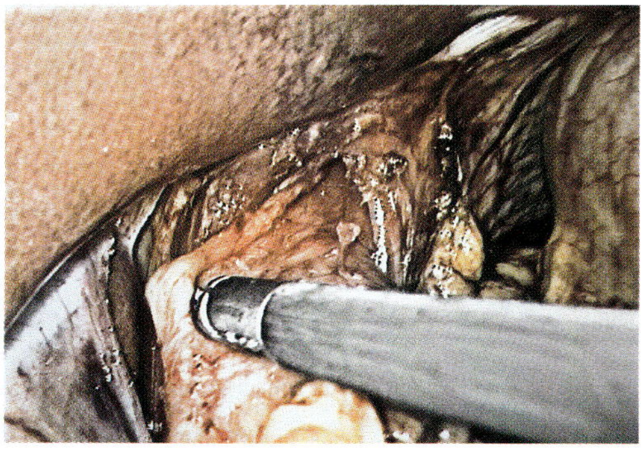

Abb. 6 Vorderer Vagusast.

Wie bei der offenen chirurgischen Technik wird mit Schere, in der Regel eine Ultraschallschere, Faßzange und Präpariertupfer gearbeitet. Das Ziel der Präparation am gastroösophagealen Übergang muß die Darstellung beider Zwerchfellschenkel sein. Als Produkt der sauberen Präparation der beiden Zwerchfellschenkel wird automatisch der Ösophagus in der Mitte als dicke strangförmige Struktur erscheinen. Der Gewebestrang mit dem linken bzw. anterioren Vagusast wird identifiziert (Abb. 6). Nachdem der rechte Zwerchfellschenkel in seinem oberen Aspekt freipräpariert und die weitere Präparation am Hiatusbogen zum linken Zwerchfellschenkel vervollständigt ist, kann man durch leichten Druck in der Regel mit Faßzange und einem Stieltupfer die letzten Faserverbindungen zwischen Zwerchfellschenkel und Ösophagus auseinander drücken und man gelangt ohne Blutung mit guter Übersicht in das untere Mediastinum (Abb. 7). Nicht selten sieht man den hinteren Vagus dorsal auf der Wirbelsäule oder auf der Aorta oder auch näher an der Speiseröhre liegen (Abb. 8). Er kann, wenn er weiter vom Ösophagus weg liegt, belassen werden, meistens erscheint es jedoch sinnvoll, den Vagus zum Ösophagus hin zu belassen und zusammen mit dem Ösophagus anzuschlingen. Nach Mobilisierung im unteren Mediastinum und sicherer Darstellung der beiden Vagusäste sowie des Zwerchfellschenkels auf der linken Seite kann eine Faßzange dorsal von rechts nach links hinter die Speiseröhre durch das gastroösophagealen Fenster hindurch geschoben werden in den linken Oberbauch in den Bereich der Milzloge und dort ein Gummizügel oder Penrose-Drainage, Easy-flow-Drainage aufgenommen werden um die Speiseröhre anzuschlingen (Abb. 9). Fortan läßt sich die Speiseröhre mit dem Zügel in jede gewünschte Position ziehen. Nun folgt die Mobilisierung des distalen Ösophagus und somit des gesamten Sphinkters, um diesen sicher in den abdominellen Bereich zu bringen. Es schließt sich die Mobilisierung des Fundus an.

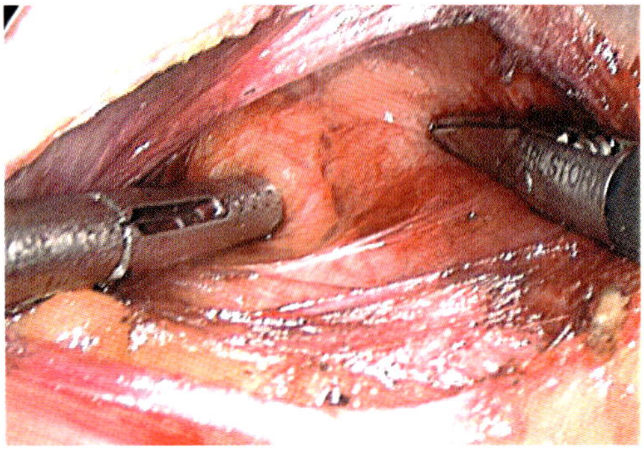

Abb. 7 Unteres Mediastinum.

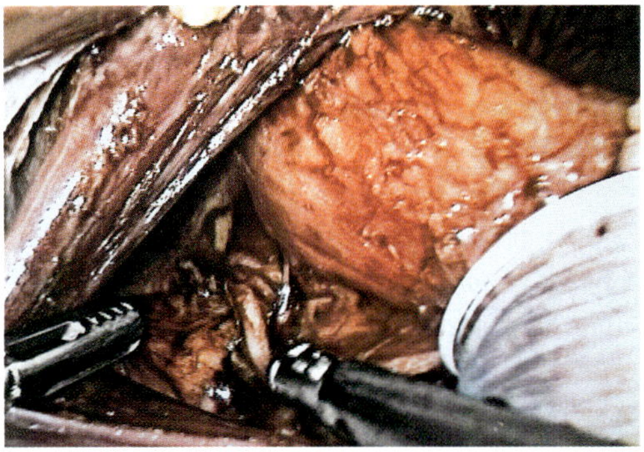

Abb. 8 Hinterer Vagus.

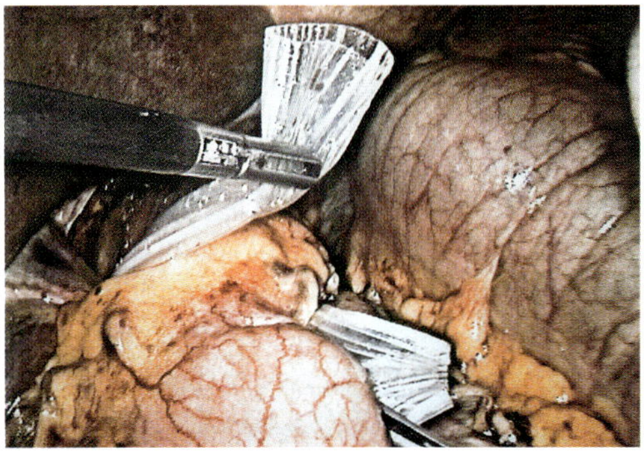

Abb. 9 Anschlingen.

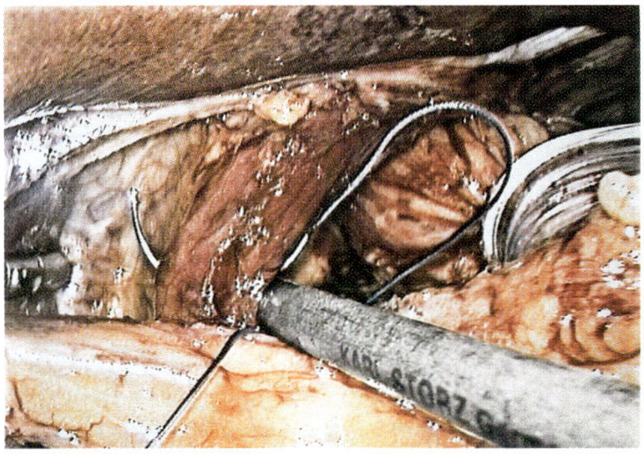

Abb. 10 Hiatoplastik.

Nachdem die Mobilisierungs- und Präparationsarbeit abgeschlossen sind, erfolgt die posteriore Hiatoplastik mit zwei bis drei Nähten (0 oder 2-0) mit nichtresorbierbarem Nahtmaterial obligat (Abb. 10). Die Knüpfung kann mit extrakorporaler Knotung über dem rechten Zwerchfellschenkel erfolgen, während die Speiseröhre nach links weggehalten wird. Bei besonders weitem Hiatus kann eine zusätzliche anteriore Naht sinnvoll sein.

Bei der 360°-Fundoplicatio wird nach vollständiger Mobilisierung des Fundus der dorsale Anteil des Funduslappens mit einer Faßzange hinter der Speiseröhre durchgereicht, um auf der rechten Seite von einer zweiten Faßzange aufgegriffen zu werden (Abb. 11). Auf diese Weise kann die Manschette unter optimaler Sicht genau im Bereich des unteren ösophagealen Sphinkters „anprobiert" werden (Abb. 12). Wenn diese Manschette nicht spannungsfrei zu liegen kommt, ist das ein Zeichen dafür, daß die Mobilisierung des Fundus nicht ausreicht und sie muß vervollständigt werden. Danach wird eine möglichst kurze Manschette im Bereich des unteren ösophagealen Sphinkters fixiert. Hierzu wird nicht-resorbierbares Nahtmaterial der Stärke 2-0 bis 0 verwendet. In Anlehnung an die DeMeester-Sandwich-Technik werden Nahtwiderlager-Scheibchen untergelegt, die in einer Größe von 1 × 0,5 cm vorher zurechtgeschnitten werden (Abb. 13).

Während der Naht wird ein 40-60 Charr. starker Magenschlauch transoral als Platzhalter in die Kardia eingeführt, um das Risiko der postoperativen Dysphagie zu reduzieren. Der dicke Magenschlauch wird am Ende der Operation durch eine transnasale 18-Charr.-Magensonde ersetzt. Bei anatomischen Unklarheiten bezüglich der Sphinkterposition empfiehlt sich immer eine intraoperative Endoskopie in Kombination mit dem laparoskopischen Blick.

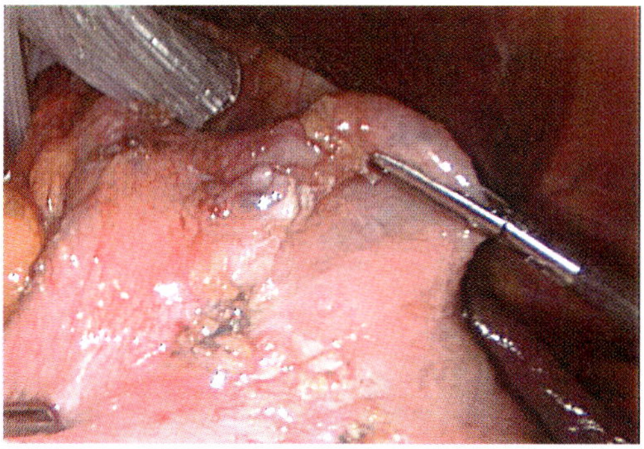

Abb. 11 Der dorsale Teil des Funduslappens wird mit einer Faßzange hinter der Speiseröhre durchgereicht, um auf der rechten Seite von einer Faßzange aufgegriffen zu werden.

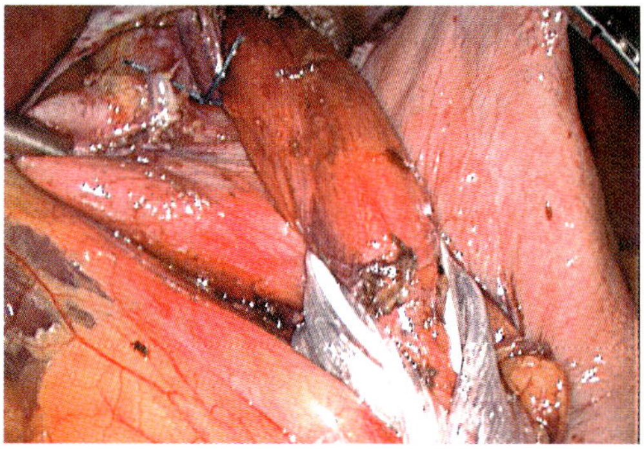

Abb. 12 Anprobieren der Manschette.

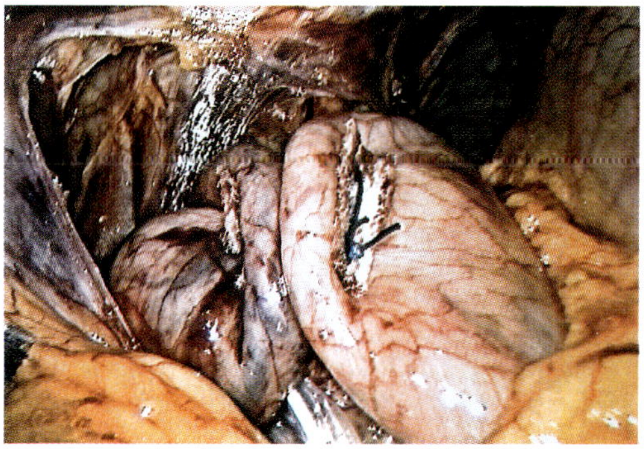

Abb. 13 Zustand nach Beendigung der Nissen-Fundoplicatio.

Intraoperative Probleme

Besondere intraoperative Probleme können sich selbstverständlich beim laparoskopischen Zugang zur Peritonealhöhle bieten, die über eine Verres-Nadel oder einen offenen Zugang erreicht werden kann. Bei Unerfahrenheit bietet sich grundsätzlich der offene Zugang als sicheres Verfahren an. Bei entsprechender Erfahrung mit der Verres-Nadel ist diese sicher anzuwenden. Bei voroperierten Patienten oder bei Auffälligkeiten der verschiedenen Sicherheitstests sollte ebenfalls auf einen offenen Zugang zur Laparoskopie gewechselt werden.

Die Milzblutungen, die zu Zeiten der offenen Antirefluxchirurgie eine gewisse Rolle spielten, sind im Zeitalter der laparoskopischen Operationstechnik auf ein Minimum reduziert worden [3, 4, 6, 7]. Das laparoskopische Operieren zwingt zu einer sehr exakten Präparationstechnik mit blutarmer Dissektion. Anders ist eine gute Übersicht über die anatomischen Strukturen nicht zu erreichen. Deswegen wird man auch bei entsprechender optischer Vergrößerung der Region besonders am oberen Milzpol die Milzläsionen auf eine Rate von unter 1 % senken können. Besonders die Dissektion durch die verschiedenen Techniken der Ultraschallschere erlauben ein sehr blutarmes Operieren.

Besondere Aufmerksamkeit zur Vermeidung einer Perforation muß bei der Dissektion des Hiatus und des unteren ösophagealen Sphinkters aufgebracht werden. Die Dissektion des Hiatus konzentriert sich auf die Dissektion der Zwerchfellschenkel wie bereits erwähnt. Dadurch wird die Gefahr der Ösophagus- oder Magenperforation und der Vagusläsionen entscheidend gemindert. Werden vom Operateur die beiden Zwerchfellschenkel und der Hiatusbogen sauber freipräpariert, so bleibt quasi ein unberührter Ösophagus sowie gastroösophagealer Übergang mit den beiden Vagi ventral und dorsal übrig. Diese sollten auf jeden Fall dargestellt werden.

Das laparoskopische Operieren mit Hilfe von eingepumptem Kohlendioxyd in die Bauchhöhle bei gleichzeitiger Dissektion im unteren Mediastinum verursacht eine relativ hohe Rate an Pneumothoraces, die durch kleine Läsionen im Bereich der Pleura parietalis entstehen können. Bei der wichtigen Mobilisierung des distalen Ösophagus im unteren Mediastinum, um den unteren ösophagealen Sphinkter spannungsfrei in das abdominelle Drucksystem plazieren zu können, läßt sich die Entstehung eines Pneumothorax hauptsächlich auf der linken Seite nicht immer vermeiden. Bei intraoperativen Kreislauf- und Beatmungsproblemen muß darauf geachtet werden, und ggf. kann ohne größere Probleme eine kleine Bülau-Drainage links lateral eingebracht werden. Diese kann am Ende der Operation nach Entlastung des Pneumoperitoneums und entsprechender Überblähung der Lunge wieder gezogen werden. Es ist nicht notwendig eine Pleuradrainage über Tage weiterzuführen.

Ein besonderer Hinweis sei noch zur Naht der Zwerchfellschenkel und der Funduslappen bzw. dem Mitnähen der Ösophaguswand vermerkt. Gerade bei lang andauernder Refluxkrankheit kann die Gewebestruktur sowohl der Zwerchfellschenkel durch entsprechende Überdehnung bei einer großen Hernie als auch die Wand des distalen Ösophagus im Bereich des Sphinkters durch periösophageale Entzündungsreaktionen verändert sein. Hier reißen Nähte durchaus schneller aus, als man das bei einem „normalen" Patienten gewohnt ist. Deswegen empfiehlt sich eine absolut gewebeschonende Nahttechnik ohne großen Zug und sorgfältige Plazierung bei der Knotenführung.

Fazit

Die Vorteile des laparoskopischen Vorgehens beinhalten nicht nur eine Verkürzung der Rekonvaleszenzzeit für den Patienten und ein besseres kosmetisches Ergebnis durch Vermeidung einer großen Laparotomienarbe. Insbesondere am gastroösophagealen Übergang und im unteren Mediastinum ist die Präparation durch die Vergrößerung des Optikeffektes übersichtlicher und leichter und kann mit größter Präzision erfolgen. Die Darstellung der einzelnen Strukturen ist ohne Probleme sehr sauber möglich und auf diese Weise kann die Operation komplikationsarm durchgeführt werden. Auf diese Weise läßt sich der Vorteil des laparoskopischen Vorgehens gegenüber der offenen Operation noch vergrößern. Zu beachten ist jedoch, daß die einzelnen Operationsschritte vor allem in der Lernphase deutlich längere Zeit erfordern, die mit Geduld aufgebracht werden muß, sowie ein kritisches Denken erfordert, falls Schwierigkeiten zu einem kalkulierten rechtzeitigen Umstieg weisen.

Literatur

1. DeMeester TR, Bonavina L, Albertucci M (1986) Nissen fundoplication for gastroesophageal reflux disease. Evaluation of primary repair in 100 consecutive patients. Ann Surg 204: 19
2. Donahue PE, Samelson S, Nyhus LM, Bombeck CT (1985) The floppy Nissen fundoplication. Arch Surg 120: A1440.
3. Eypasch E, Neugebauer E, Fischer F, Troidl H (1997) Laparoscopic antireflux surgery for gastroesophageal reflux disease (GERD). Results of a consensus development conference. Surg Endosc 11: 413–426
4. Fuchs KH, Feussner H, Bonavina L, Collard JM, Coosemans W, for the European Study Group for Antireflux Surgery (1997) Current status and trends in laparoscopic antireflux surgery: results of a consensus meeting. Endoscopy 29: 298–308
5. Nissen R (1956) Eine einfache Operation zur Beeinflussung der Refluxoesophagitis. Schweiz Med Wochenschr 86: 590
6. Perdikis G, Hinder RA, Lund RJ, Raiser F, Ktada N (1997) Laparoscopic Nissen fundoplication: where do we stand? Surg Laparosc Endosc 7: 17–21
7. Zaninotto G, Modena D, Ancona E (2000) A prospective multicenter study on laparoscopic treatment of gastroesophageal reflux disease in Italy. Surg Endosc 14: 282–288

Die laparoskopische partielle Fundoplicatio nach Toupet

Stephan M. Freys

Mit Einführung der laparoskopischen Operationstechnik haben auch Fundoplikationsverfahren eine Renaissance erlebt, die in der konventionellen Antirefluxchirurgie nur noch eine nachrangige Rolle spielten. Diese Entwicklung gründete sich einerseits auf das Bedürfnis, eine bestimmte Operationstechnik auch auf laparoskopischem Wege durchführen zu können, andererseits wurden Operationsverfahren angewandt bzw. modifiziert, die sich besonders gut, im Sinne einer Konzession an die technischen Möglichkeiten, auf laparoskopischem Wege durchführen ließen. Mit zunehmender Verbreitung der laparoskopischen Vorgehensweise und nach entsprechender Aufarbeitung der Operationsergebnisse wurde dann aber auch bald erkannt, daß, analog zu den Ergebnissen aus der konventionellen Antirefluxchirurgie, eine sichere und dauerhafte Versorgung von Patienten mit gastroösophagealer Refluxkrankheit vornehmlich durch diejenigen Operationsverfahren gewährleistet ist, die auch positive Langzeitergebnisse bei konventionellem Vorgehen zeigten.

Die gastroösophageale Refluxkrankheit bietet ein weit gefächertes Spektrum klinischer Präsentationen und ebenso eine ganze Palette möglicher pathophysiologischer Funktionsdefekte bzw. möglicher Kombinationen dieser Funktionsdefekte als zugrundeliegende Ursache [1]. Gleichzeitig erscheint es einleuchtend, daß sowohl die Indikationsstellung zur Operation, als auch die Wahl eines Operationsverfahrens bei diesem aufgrund seiner Symptomatik und Pathophysiologie heterogenen Patientengut nicht darauf abzielen kann, daß eine adäquate Versorgung durch nur ein einziges Operationsverfahren gewährleistet sein kann [2]. Wie in den vorangegangenen Kapiteln bereits dargestellt, wird die Nissen-Fundoplicatio heute generell als das Standardverfahren in der Antirefluxchirurgie angesehen [3]. Es gibt eine Reihe von anatomischen und funktionellen Gesichtspunkten, bei denen die Durchführung einer Nissen-Fundoplicatio problematisch erscheint und, als Alternative, sogenannte partielle Fundoplicationen als Behandlungsmethode der Wahl vorgeschlagen wurden: Hierzu gehören die posteriore 240–270°-Hemifundoplicatio nach Toupet [4], die anteriore 180°- Hemifundoplicatio [5], die antero-laterale 120°-Hemifundoplicatio nach Watson [6] und die Operation nach Hill, bei der eine nur sehr kleine dorsale Manschettenbildung erfolgt [7].

Die „erfolgreichste“ und weitest verbreitete Technik der partiellen Fundoplicationen ist die besonders im europäischen Raum favorisierte Technik der posterioren Hemifundoplicatio nach Toupet. Diese Operationstechnik wurde 1963 erstmalig von André Toupet als posteriore 180°-Fundoplicatio beschrieben, die an beiden Zwerchfellschenkeln dorsal und jeweils links bzw. rechts lateral am Ösophagus mit 12–16 Einzelknopfnähten fixiert wurde [4]. Erst später erfolgten Modifikationen dahingehend, daß die dorsale Manschette den unteren ösophagealen Sphinkter auf einer größeren Strecke seiner Zirkumferenz umscheidet, da befürchtet wurde, daß eine nur hälftige Umhüllung keinen ausreichenden Antirefluxeffekt in einem Großteil der Fälle erzielen könnte [8].

Spezielle Indikationen

Die Grundzüge der Indikationsstellung zur operativen Therapie sind für die partielle Fundoplicatio die gleichen wie sie es für eine 360°-Fundoplicatio sind (siehe Kapitel Indikation zur operativen Therapie der gastroösophagealen Refluxkrankheit). Ist die grundsätzliche Operationsindikation gestellt, so ergibt sich dann die Frage, welche Operationstechnik indiziert ist. Eine häufige spezielle Indikation für den Gebrauch einer partiellen Fundoplicatio war und ist die Behandlung von Patienten mit gastroösophagealer Refluxkrankheit, die eine Motilitätsstörung der Speiseröhre haben. Eine solche ösophageale Dysmotilität beinhaltet ein ganzes Spektrum von einzeln oder in Kombination auftretenden Funktionsdefekten: Diese reichen von einer schwachen Kontraktilität des tubulären Ösophagus bei willkürlichen Schluckakten, über unkoordinierte Peristaltikformen als Antwort auf einen Schluckakt bis hin zu einer Aperistaltik, wie es exemplarisch im Endstadium der Achalasie bzw. anderer Bindegewebserkrankungen (z. B. Sklerodermie) gefunden wird. In solchen Situationen kann eine Druckerhöhung im Niveau des unteren ösophagealen Sphinkters durch eine komplette, d.h. zirkuläre 360°-Fundoplicatio einen zu hohen Widerstand für die Speisenpassage darstellen; die Pumpfunktion der Speiseröhre reicht nicht aus, die neugeschaffene Antirefluxbarriere zu überwinden und es entwickelt sich eine ggf. zuvor nur subklinisch ausgebildete, jetzt subjektiv erkennbare Dysphagie [9]. Die häufigste Indikation für eine partielle Fundoplicatio ist eine Kontraktionsschwäche im tubulären Ösophagus im Rahmen einer gastroösophagealen Refluxkrankheit. Eine solche Kontraktionsschwäche (Kontraktionsamplituden <20 mmHg) kann eine Folgeerscheinung einer ausgeprägten Entzündungsreaktion in der Speiseröhre sein. Bei diesen Patienten ist es problematisch, eine vollständige Fundoplicatio durchzuführen, da oft präoperativ nicht entschieden werden kann, ob die Motilitätsstörung, als Sekundärfolge der Ösophagitis durch die Fundoplicatio gebessert wird, oder ob es sich um eine primäre Ösophagus-Motilitätsstörung handelt, die folglich nicht durch eine Antirefluxmaßnahme gebessert wird und so die Gefahr einer Aggravierung der klinischen Symptomatik der Dysphagie auftreten kann.

Als weiteres Indikationsgebiet der partiellen Fundoplicatio werden immer wieder Patienten angegeben, bei denen die Refluxkrankheit eng mit einer Aerophagie und folglicher abdomineller Distention assoziiert ist. Mit dem Wissen, daß nach 360°-Fundoplicatio ein willkürliches Aufstoßen erschwert oder oft auch unmöglich ist, wird in diesen Situationen von einigen Autoren die Durchführung einer partiellen Fundoplicatio zur Vermeidung des sogenannten „Gas bloat-Syndroms“ empfohlen [10].

In gleicher Weise wird von einigen Arbeitsgruppen eine partielle Fundoplicatio generell bei allen Patienten mit Refluxkrankheit eingesetzt, mit der Zielsetzung, die typischen postoperativen Nebenwirkungen der 360°-Fundoplicatio, wie postoperative Dysphagie, Gas-bloat-Syndrom und Dislokation (sog. „slippage“) der Manschette nach intrathorakal auszuschließen [10–14].

Operationstechnik

Der Patient wird in der sogenannten „französischen Position“ gelagert, d. h. die Beine liegen auf Y-förmig abwinkelbaren Platten, an deren Enden Fußstützen angebracht sind, so daß bei Schrägstellung des Tisches (ca. 30° Anti-Trendelenburg-Lagerung) eine sichere Position gewährleistet ist. Durch diese Schräglagerung wird es möglich, daß Darm und großes Netz sicher nach caudal verlagert werden können, wodurch die Exploration des Oberbauches erleichtert wird. Nach chirurgischer Abdeckung erfolgt das Erstellen eines Pneumoperitoneums mit der Verres-Nadel, wobei diese in der Medianlinie etwa auf Höhe des Beginns des mittleren Drittels zwischen Bauchnabel und Xiphoid eingebracht wird. Das Pneumoperitoneum wird dann unter Durchführung der üblichen Sicherheitstest erstellt, bei Jugendlichen und Erwachsenen wird hierzu ein Insufflationsdruck von 10–15 mmHg, bei Kindern von 6–8 mmHg gewählt. In allen Fällen erfolgt dann das Einbringen der ersten konisch geformten Trokars durch vorsichtig drehende Bewegungen an derselben Position, wo die Verres-Nadel eingebracht wurde. Eine Alternative zu dieser „Verres-Nadel-Technik" ist das Einbringen des ersten Trokars in der sogenannten „offenen Technik" unter Zuhilfenahme eines Hasson-Trokars. Routinemäßig wird dann eine 30°-Optik eingebracht, diese erlaubt eine exzellente Übersicht über die Oberbauchregion, insbesondere auch die Darstellung der Präparationsschritte hinter dem Ösophagus. Nachfolgend werden dann insgesamt vier weitere Trokare unter laparoskopischer Sicht in den Oberbauch eingebracht, zwei 11-mm-Trokare in der Mitt-Clavicularlinie links und rechts kurz unterhalb des Rippenbogens, ein 11-mm-Trokar im linken Mittelbauch auf Höhe des Bauchnabels und ein 12-mm-Trokar im rechten Mittelbauch auf Höhe des Bauchnabels. Durch die rechts-laterale Trokarhülse wird dann der Leberretraktor eingebracht, dieser wird später von dem rechts neben dem Patienten stehenden ersten Assistenten zusammen mit der durch den Trokar in der Medianlinie eingebrachten Kamera gehalten. Durch die linkslaterale Trokarhülse wird eine Faßzange eingebracht, mit der der Magen gefaßt und nach caudal ausgespannt werden kann. Diese Aufgabe übernimmt der links neben dem Patienten stehende zweite Assistent. Der zwischen den Beinen stehende Operateur arbeitet nun mit seinen Instrumenten durch die beiden Trokare im linken und rechten Oberbauch, hier werden wechselweise Faßzangen und Schneideinstrumente eingebracht. Zunächst erfolgt eine eingehende Inspektion der Oberbauchregion mit Aufsuchen der für die weitere Operation notwendigen anatomischen Landmarken. Als nächster Schritt erfolgt die komplette Mobilisation des Magenfundus mit Dissektion und Koagulation der Vasa gastricae breves. Durch diesen Präparationsschritt wird automatisch die Rückseite des Magens erreicht und auch hier ist eine komplette Mobilisation bzw. Durchtrennung ggf. größerer Äste der A. gastrica posterior notwendig, um eine spannungsfreie Fundusmanschettenbildung um den unteren ösophagealen Sphinkter zu ermöglichen. Dieser Präparationsschritt wird durch wechselseitigen Zug mit Faßzangen durch den rechten Oberbauchtrokar und den linken Mittelbauchtrokar an Magen bzw. Ligamentum gastrosplenicum erleichtert. Mit einem Ultraschalldissektor, welcher durch den linken Oberbauchtrokar eingeführt wird, erfolgt dann die Durchtrennung der kurzen gastrischen Gefäße, etwa ab der Höhe des Unterpoles der Milz. Eine sehr sorgfältige Dissektion ist hier besonders bei sehr kurzem gastrosplenischem Ligament und nur kleinem Zwischenraum zwischen Magen und Milz angezeigt, da nur durch eine vollständige Mobilisation hier eine ausreichende Darstellung des linken Zwerchfellschenkels möglich wird. Dieser wird dann, möglichst ohne Auftrennung seines peritonealen Überzugs, schrittweise von seinem Ansatz am Ligamentum arcuatum bis zum Hiatusbogen dargestellt. Bei diesem Präparationsschritt ist bereits eine vorsichtige Lösung des Ösophagus vom linken Zwerchfellschenkel mit einem Stieltupfer möglich. Es wird dann auf die rechte Seite übergegangen, hier erfolgt zunächst die Durchtrennung der cranialen 1–2 cm der Pars flaccida des Ligamentum hepatogastricum omenti minoris am ventralen Oberrand des rechten Zwerchfellschenkels. Es ist wichtig, diesen Präparationsschritt sehr weit cranial zu beginnen, so daß die oft sehr deutlich zu identifizierenden Äste des Nervus vagus zur Leber und zur Gallenblase erhalten werden können. Durch sehr kleine, vorwiegend stumpfe Präparationsschritte kann hier der rechte Zwerchfellschenkel und der vordere Bogen des Hiatus oesophageus freipräpariert werden. Das Präparationsziel ist die vollständige Darstellung beider Zwerchfellschenkel und des distalen Ösophagus auf einer Längenausdehnung von 5–10 cm, um eine problemlose Mobilisation des distalen Ösophagus mit nachfolgender Intraabdominalverlagerung des unteren ösophagealen Sphinkters ermöglichen zu können. Bei der Freipräparation des distalen Ösophagus ist es wichtig, den vorderen bzw. linken Ast des Nervus vagus zu identifizieren, diese Präparationsschritte werden ebenfalls entweder mit Stieltupfer oder kleinen Präparationsschritten mit dem Ultraschalldissektor durchgeführt. Besonders an dieser Stelle ist es wichtig, eine blutungsfreie Präparationsarbeit zu leisten, da Einblutungen im unteren Mediastinum zu einer deutlichen Verschlechterung der Sichtverhältnisse führen. Nach Identifizierung des posterioren bzw. rechten Astes des Nervus vagus zwischen Ösophagus und Aorta erfolgt der Durchzug eines Zügels zwischen Ösophagus und posteriorem Vagusast durch ein sorgfältig in kleinen Präparationsschritten geschaffenes retroösophageales Fenster. Durch Zug an diesem Zügel mit Hilfe einer Faßzange, welche durch den linkslateralen Trokar eingebracht wird, kann dann die weitere Mobilisation im unteren Mediastinum problemlos erfolgen. Es wird dann der distale Ösophagus und die gesamte Länge des unteren ösophagealen Sphinkters zirkulär mobilisiert.

Grundsätzlich erfolgt als nächster Operationsschritt dann eine posteriore Hiatoplastik, wobei mit Hilfe von nichtresorbierbarem Nahtmaterial (Stärke 0 oder 2–0) eine spannungsfreie Approximation beider Zwerchfellschenkel hinter dem Ösophagus erzielt werden soll. Diese Hiatoplastik kann durch Einzelknopfnähte in intra- oder extrakorporaler Knotentechnik durchgeführt werden. Alternativ bietet sich die Durchführung eines sogenannten 8er-Stiches im Sinne einer Z-Naht an, um eine zusätzliche Sicherung der Naht und eine Reduzierung der Durchblutungsschädigung zu erlauben. Nur in Ausnahmefällen bei sehr weitere Hiatuslücke kann zusätzlich noch eine vordere Hiatoplastik durchgeführt werden. Grundsätzlich sollte darauf geachtet werden, daß neben dem Ösophagus eine mindestens 1–2 cm große Lücke verbleibt, so daß es auf dem Niveau der Zwerchfellschenkel nicht zu einer Einengung des Ösophagus kommen kann. Nach Fertigstellung der Hiatoplastik wird dann der dorsale Anteil des mobilisierten Funduslappens mit Hilfe von Faßzangen durch das geschaffene retroösophageale Fenster von links nach rechts hindurchgereicht und sollte hier locker zu liegen kommen. Der vordere Anteil des mobilisierten Funduslappens kann dann problemlos von links an den Ösophagus herangeführt werden, wo er später fixiert wird. Vor Beginn der eigentlichen Fundoplicationähte erfolgt die Fixierung des dorsalen Anteils des mobilisierten Funduslappens mit einer Einzelknopfnaht auf dem Niveau der durchgeführten Hiatoplastik.

Nachdem rechts und links neben dem Ösophagus jetzt der dorsale und ventrale Anteil des mobilisierten Funduslappens locker zu liegen kommen, werden die eigentlichen Fundoplicationähte, wiederum jeweils als Einzelknopfnähte in intra- bzw. extrakorporaler Knotentechnik mit nichtresorbierbarem Nahtmaterial der Stärke 0 bzw. 2-0 durchgeführt. Es erfolgen links und rechts jeweils drei Einzelknopfnähte in der Gestalt, daß die beiden Funduslappen auf gesamter Länge im Niveau des unteren ösophagealen Sphinkters fixiert werden. Die beiden apikalen Nähte fassen jeweils der Reihe nach Ösophagus, Zwerchfellschenkel und Funduslappen. Die beiden jeweils distal sitzenden Einzelknopfnähte links und rechts fassen jeweils nur noch Ösophagus und rechten bzw. linken Funduslappen (s. Abb. 1). Bei diesem letzten Schritt ist es besonders wichtig, den vorderen Vagusast zu schonen und beide Funduslappen links bzw. rechts des Nerven am distalen Ösophagus zu fixieren. Während in der Original-Toupet-Technik der Fundus des Magens sorgsam an beide Zwerchfellschenkel fixiert wurde, ist dieser Teil der Operation in der dargestellten Technik verlassen worden. Gegenwärtig finden sich bei unterschiedlichen Autoren auch sehr unterschiedliche Angaben zum Grad der Umscheidung des unteren ösophagealen Sphinkters mit dem Funduslappen. In der oben dargestellten Technik handelt es sich um eine 3/4-Einscheidung, d.h. um eine 270°-Manschette, die aktuellen Mitteilungen in der Literatur (Tabelle 1) geben hier Manschettengrößen von 180° bis 270° an.

Klinische Ergebnisse

Eine Vielzahl von Autoren hat in den vergangenen Jahren über den Einsatz der Toupet-Fundoplicatio berichtet. Wie in Tabelle 1 dargestellt haben diese Autoren die Toupet-Technik mit sehr unterschiedlicher Intention eingesetzt: 5 Serien berichten über den generellen Einsatz dieser Operationsmethode bei allen Patienten mit einer gastroösophagealen Refluxkrankheit [10–14]. In drei Berichten wird diese Operationstechnik selektiv aufgrund anatomischer Gegebenheiten (Vorliegen einer großen Hiatushernie [15]) bzw. selektiv aufgrund funktioneller Gegebenheiten (Vorliegen einer Ösophagus-Motilitätsstörung [16, 17]) durchgeführt. Vier Autoren, wie auch die eigene Arbeitsgruppe, führen grundsätzlich ein sogenanntes „tailored concept" durch; integraler Bestandteil dieses Konzeptes ist die Durchführung einer Toupet-Fundoplicatio bei Vorliegen einer großen Hiatushernie [18] bzw. einer Ösophagus-Motilitätsstörung ([19–21], eigenes Vorgehen); Patienten ohne diese Befunde erhalten hier eine 360°-Fundoplicatio nach Nissen. Schließlich liegen insgesamt fünf Berichte über randomisierte Studien vor, deren jeweiliger Inhalt eine Gegenüberstellung der Nissen-Fundoplicatio und der Toupet-Fundoplicatio ist [22–26].

Bei Betrachtung der Ergebnisse ist es interessant festzustellen, daß die höchsten Rezidivraten in den Serien vorliegen, die die Toupet-Technik bei allen Patienten mit einer Refluxkrankheit anwendeten, umgekehrt zeigen die Serien, bei denen die Toupet-Fundoplicatio aufgrund einer Ösophagus-Motilitätsstörung zum Einsatz kam, die geringsten Rezidivquoten mit Werten zwischen 2,3 und 7,8 % [16, 17, 19–21]. Die immer wieder geführte Diskussion: höhere Rate an Dysphagie und Gas-bloat-Syndrom nach Nissen-Fundoplicatio versus höhere Rezidivrate nach partieller Fundoplicatio scheint sich zumindest aus Sicht der Toupet-Fundoplicatio hier nicht zu bewahrheiten. Letztendlichen Aufschluß sollten hier randomisierte Studien geben können. Von den gegenwärtig fünf vorliegenden Studien betrachten drei [23, 24, 26] das gleiche Patientengut in unterschiedlichen Zeitintervallen bei offener Operationstechnik und einer nur maximal 3/5 der Zirkumferenz umhüllenden Fundusmanschette, die beiden

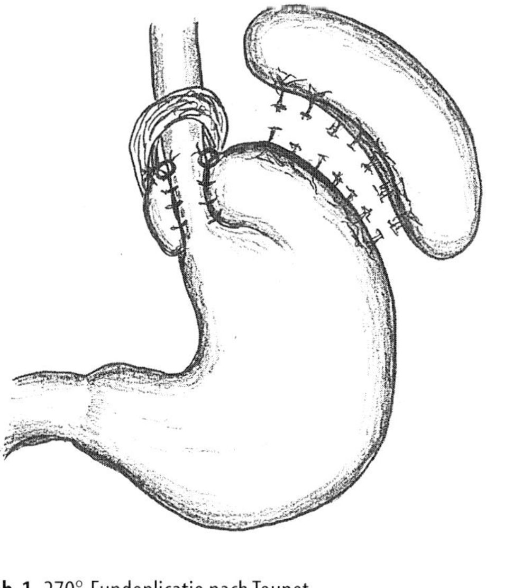

Abb. 1 270°-Fundoplicatio nach Toupet.

Tabelle 1 Klinische Ergebnisse der Toupet-Fundoplicatio.
(Erläuterungen s. Text; lap. = laparoskopisch, HH = Hiatushernie, MOT = Ösophagusmotilitätsstörung)

Einsatz	Op-Art	Autor	Jahr	Follow-up	n	(sehr) gute Ergebnisse (%)	Reflux-Rezidive (%)	Dysphagie > 3 Mon. (%)	gas bloat Syndrom (%)	Komplikationen (%)	Letalität (%)
generell	lap. 270°	Swanström (10)	1994	MW: 10 Mo.	77	96,1	2,6	3,9	0	1,3	0
generell	lap. 270°	Mosnier (11)	1995	bis 24 Mo.	51	88,2	2,2	0	0	1,9	0
generell	lap. 270°	Jobe / Swanström (12)	1997	bis 24 Mo.	100	~ 50	20,3	9,5	0	14	0
generell	lap. 230°-270°	Bell (13)	1999	MW: 30 Mo.	143	85,3	13,3	1,4	0		
generell	offen 270°	Franzen (14)	1999	120 Mo.	101	92	8	0	0		0
selektiv: HH	offen 270°	Vara-Thorbeck (15)	1989	bis 60 Mo.	99	87,1	8,6	0	0	3	1
selektiv: MOT	lap. 240°-270°	Patti (16)	1997	MW: 11 Mo.	26	88,5	3,9	0	0	11,5	0
selektiv: MOT	lap. 270°	Gadenstätter / Wetscher (17)	1999	Med: 31 Mo.	78	97,4	2,6	0	1,3	7,7	0
tailored: HH	lap. 270°	Cuschieri (18)	1993	Med:13 Mo.	36	86,1	11,1	0	2,7		0
tailored: MOT	lap. 270°	Wetscher (19)	1997	Med: 15 Mo.	32	96,9	2,7	2,7	0	12,5	0
tailored: MOT	lap. 270°	McKernan (20)	1998	MW: 33 Mo.	348		5,5	0			
tailored: MOT	lap. 270°	Kleimann (21)	1999	MW: 17 Mo.	42	91,6	2,3	2,3			0
tailored: MOT	lap. 270°	eigene Daten	2000	Med: 48 Mo.	51	88,2	7,8	1,9	1,9	5,8	0
randomisiert	offen 180°-200°	Thor (22)	1989	60 Mo.	19	95		0	0	21,1	0
randomisiert	offen 180°-200°	Lundell (23)	1991	6 Mo.	33	93,9	6,1	0	0		
randomisiert	offen 180°-200°	Lundell (24)	1996	60 Mo.	72		5,5	2,8	1,4		
randomisiert	lap. 270°	Laws (25)	1997	MW: 27 Mo.	16	80		0		12,5	0
randomisiert	offen 180°-200°	Rydberg (26)	1999	> 36 Mo.	53		3,7	0			

anderen Studien beinhalten jeweils nur eine relativ geringe Patientenzahl, einerseits bei offener [22], andererseits bei laparoskopischer [25] Operationstechnik. Ähnlich den fünf Untersuchungen, bei denen bei allen Refluxpatienten eine partielle Fundoplicatio eingesetzt wurde [10–14] wird auch in den fünf randomisierten Studien gemäß der Natur der Randomisierung bei denjenigen Patienten, die letztlich eine Toupet-Fundoplicatio erhielten, diese ohne Rücksicht auf den Status der Ösophagus-Motilität durchgeführt. Es ist nun interessant, daß bei diesen fünf randomisierten Untersuchungen sowohl die Refluxrezidivrate als auch die Dysphagierate mit Werten von 3,7–6,1 % bzw. 0–2,8 % sehr niedrig lagen. Bei zwei der randomisierten Studien konnte ein Vorteil für die Toupet-Technik herausgearbeitet werden, dies war in der Studie von Thor [22] ein signifikant geringeres Auftreten von postoperativen Nebenwirkungen (Slippage, Gas-bloat-Syndrom) und bei der Studie von Lundell [24] ebenfalls ein signifikant geringeres Auftreten von postoperativen Nebenwirkungen nur in den ersten Monaten (Dysphagie innerhalb der ersten drei Monate, Flatulenz nach 24 und 36 Monaten). In den anderen drei Untersuchungen [23, 25, 26] konnten jeweils keine Vorteile für die eine oder andere Operationstechnik herausgearbeitet werden, d.h. bei generalisiertem Einsatz ohne Berücksichtigung der Ösophagus-Motilität zeigten sich hier beide Verfahren als gleich gut.

Interessant sind die Mitteilungen zum Verlauf der Ösophagus-Motilität bei Patienten mit vorbestehender Ösophagus-Motilitätsstörung nach stattgehabter partieller Fundoplicatio. Insgesamt drei Arbeiten berichten über diesen Themenkomplex: Hunter führte bei 48 Patienten mit bekannter Motilitätsstörung eine Toupet-Fundoplicatio durch und konnte in 75 % der Fälle postoperativ eine Verbesserung des ösophagealen Ruhedruckes verzeichnen, in 10 % eine Verschlechterung [27]. Aus symptomatischer Sicht berichten Gadenstätter und Wetscher mit einer medianen Nachbeobachtungszeit von 31 Monaten und Franzén mit einer Nachbeobachtungszeit von 10 Jahren über eine Verbesserung der Dysphagie von präoperativen Werten bei 49 bzw. 66 % ihrer Patienten zu postoperativen Werten von 10 bzw. 11 % ihrer Patienten [14, 17].

Ausgehend von ihren kritischen Ergebnissen nach Toupet-Fundoplicatio mit einer Rezidivrate von 20 % nach knapp 2 Jahren [12] hat die Arbeitsgruppe um Swanström präoperative Faktoren analysiert, die auf ein Therapieversagen der Toupet-Fundoplicatio im Langzeitverlauf hinweisen [28]. Aus ihrem prospektiv dokumentierten Patientengut von 598 Patienten, die einer laparoskopischen Antirefluxoperation unterzogen wurden, erhielten 156 Patienten unter selektivem Ansatz bei Ösophagusmotilitätsstörung eine Toupet-Operation. In einer Subanalyse wurden 48 Patienten evaluiert, die komplett prä- und postoperativ untersucht wurden; hier wurden Langzeitergebnisse (mittleres Follow-up: 5 Jahre) von 22 Patienten mit einem Rezidiv den Ergebnissen von 26 Patienten ohne Rezidiv gegenübergestellt. Es konnte gezeigt werden, daß das Vorliegen schwerer Grade der Refluxkrankheit (präoperativ: manometrisch sehr niedriger/abwesender Druck im unteren ösophagealen Sphinkter, Nachweis einer Barrett-Metaplasie, Ösophagus-Striktur, Ösophagitis >Grad III nach Savary/Miller, DeMeester Score >50 Punkte in der Ösophagus-pH-metrie) als Hinweis für das Versagen der Toupet-Technik dient. Zu einem ähnlichen Schluß kam die Arbeitsgruppe um Bell [13], die bei generellem Einsatz der Toupet-Technik eine Rezidivrate von 13% nach medianem Follow-up von 30 Monaten fand. Bei kritischer Betrachtung muß diese Aussage jedoch relativiert werden, da bei 63 % dieser Rezidiv-Patienten (= 8,3 % des Gesamtkollektivs) operationstechnische Probleme dergestalt vorlagen, daß die kurzen gastrischen Gefäße bei der Fundusmobilisation nicht, wie erforderlich, durchtrennt werden konnten.

Aufgrund der gegenwärtigen Datenlage ist eine abschließende Wertung dieser Operationsmethode sicherlich verfrüht. Die laparoskopische partielle Fundoplicatio nach Toupet stellt eine vollwertige Antirefluxoperationstechnik dar, die eine sehr sichere Behandlung von Patienten mit gastroösophagealer Refluxkrankheit erlaubt. Die mitgeteilten Komplikationsraten zwischen 1 und 21 % mit medianen Werten bei 10–12 % liegen im Rahmen der Komplikationsraten größerer Serien nach Nissen-Fundoplicatio. Auch die Einführung der laparoskopischen Operationstechnik hat hier keine neuen Probleme aufzeigen können, wie auch bei der Nissen-Technik konnte gezeigt werden, daß die Laparoskopie-gebundenen speziellen Komplikationen (Pneumothorax, Hautemphysem) keine Nachteile gegenüber der Ära der offenen Operationstechnik bieten. Diejenigen Arbeitsgruppen, die diese Operationstechnik selektiv bei Motilitätsstörungen bzw. grundsätzlich im Rahmen eines sogenannten „tailored concept" einsetzten, konnten die geringsten Raten an Refluxrezidiven und persistierender Dysphagie erzielen; im Rahmen von randomisierten Studien konnte diese niedrige Rate postoperativer Probleme bestätigt werden, zwei von fünf Studien zeigen hier signifikante Vorteile für die Toupet-Technik. Momentan muß abgewartet werden, inwieweit weitere Ergebnisse über Langzeiterfahrungen, besonders hinsichtlich der Rezidivrate, das Indikationsspektrum für diese Operationstechnik beeinflussen werden.

Literatur

1. Fuchs KH, Freys SM, Heimbucher J, Fein M, Thiede A (1995) Pathophysiologic spectrum in patients with gastroesophageal reflux disease in a surgical GI function laboratory. Dis Esoph 8: 211–217
2. DeMeester TR, Fuchs KH (1988) Comparison of operations for uncomplicated reflux disease. In: Surgery of the oesophagus. Hrsg: GG Jamieson; Churchill Livingstone, Edinburgh, S 299
3. DeMeester TR, Bonavina L, Albertucci M (1986) Nissen fundoplication for gastroesophageal reflux disease. Evaluation of primary repair in 100 consecutive patients. Ann Surg 204: 9–20
4. Toupet A (1963) Technique d'oesophago-gastroplastie avec phrénogastropexie appliquée dans la cure radicale des hernies hiatales et comme complement de l'opération d'Heller dans les cardiospasmes. Mem Acad Chir 89: 394–399
5. Fuchs KH, Freys SM, Heimbucher J, Thiede A (1993) Erfahrungen mit der laparoskopischen Technik in der Antirefluxchirurgie. Chirurg 64: 317–323
6. Watson A, Jenkinson LR, Ball CS, Barlow AP, Norris TL (1991) A more physiological alternative to total fundoplication for the surgical correction of resistant gastro-oesophageal reflux. Br J Surg 78: 1088–1094
7. Hill LD (1967) An effective operation for hiatal hernia: an eight year appraisal. Ann Surg 166: 681–692
8. O'Sullivan GC, DeMeester TR, Joelsson BE (1982) Interaction of lower esophageal sphincter pressure and length of sphincter in the abdomen as determinants of gastroesophageal competence. Am J Surg 143: 40–47
9. Stein HJ, Bremner RM, Jamieson J (1992) Effects of Nissen fundoplication on esophageal motor function. Ann Surg 127: 788–791
10. Swanström LL, Hunter JG (1994) Laparoscopic partial fundoplication. In: Minimally invasive surgery of the foregut. Hrsg: JH Peters, TR DeMeester. QMP, St Louis, S 159–175
11. Mosnier H, Leport J, Aubert A, Kianmanesh R, Sbai Idrissi MS, Guivarc M (1995) A 270 degree laparoscopic posterior fundoplasty in the treatment of gastroesophageal reflux. J Am Coll Surg 181: 220–224
12. Jobe BA, Wallace J, Hansen PD, Swanström LL (1997) Evaluation of laparoscopic Toupet fundoplication as a primary repair for all patients with medically resistant gastroesophageal reflux. Surg Endosc 11: 1080–1083
13. Bell RC, Hanna P, Mills MR, Bowrey D (1999) Patterns of success and failure with laparoscopic Toupet fundoplication. Surg Endosc 13: 1189–1194
14. Franzén T, Boström J, Tibbling Grahn L, Johansson KE (1999) Prospective study of symptoms and gastrooesophageal reflux 10 year after posterior partial fundoplication. Br J Surg 86: 956–960
15. Vara-Thorbeck R, Morales OI, Guerrero JA, Ruiz-Morales M, Salvi M, Vara C (1989) Evaluation of Toupet antireflux operation, by means of gastrooesophageal scintiscan. Zentralbl Chir 114: 722–729
16. Patti MG, De Bellis M, De Pinto M, Bhoyrul S, et al (1997) Partial fundoplication for gastroesophageal reflux. Surg Endosc 11: 445–448
17. Gadenstätter M, Klingler A, Prommegger R, Hinder RA, Wetscher GJ (1999) Laparoscopic partial posterior fundoplication provides excellent intermediate results in GERD patients with impaired esophageal peristalsis. Surgery 126: 548–552
18. Cuschieri A, Hunter J, Wolfe B, Swanstrom LL, Hutson W (1993) Multicenter prospective evaluation of laparoscopic antireflux surgery. Surg Endosc 7: 505–510
19. Wetscher GJ, Glaser K, Wieschemeyer T, Gadenstätter M (1997) Tailored antireflux surgery for gastroesophageal reflux disease: Effectiveness and risk of postoperative dysphagia. World J Surg 21: 605–610
20. Mc Kernan JB, Champion JK (1998) Minimally invasive antireflux surgery. Am J Surg 175: 271–276

21. Kleimann E, Halbfaß HJ (1999) Laparoskopische Antirefluxchirurgie bei gastrooesophagealer Refluxkrankheit. Chirurg 70: 456–463
22. Thor BA, Silander T (1989) A long-term randomized prospective trial of the Nissen procedure versus a modified Toupet technique. Ann Surg 210: 719–724
23. Lundell L, Abrahamsson H, Ruth M, Sandberg N, Olbe LC (1991) Lower esophageal sphincter characteristics and esophageal acid exposure following partial or 360° fundoplication: Results of a prospective, randomized, clinical study. World J Surg 15: 115–121
24. Lundell L, Abrahamsson H, Ruth M, Rydberg L, Lönroth H, Olbe LC (1996) Long-term results of a prospective randomized comparison of total fundic wrap (Nissen-Rossetti) or semifundoplication (Toupet) for gastro-oesophageal reflux. Br J Surg 83: 830–835
25. Laws HL, Clements RH, Swillie CM (1997) A randomized, prospective comparison of the Nissen fundoplication versus the Toupet fundoplication of gastroesophageal reflux disease. Ann Surg 225: 647–654
26. Rydberg L, Ruth M, Abrahamsson H, Lundell L (1999) Tailoring antireflux surgery: A randomized clinical trial. World J Surg 23: 612–618
27. Hunter JG, Trus TL, Branum GD, Waring JP, Wood WC (1996) A physiologic approach to laparoscopic fundoplication for gastroesophageal reflux disease. Ann Surg 223: 673–687
28. Horvath KD, Jobe BA, Herron DM, Swanström LL (1999) Laparoscopic Toupet fundoplication is an inadequate procedure for patients with severe reflux disease. J Gastrointest Surg 3: 583–591

Die anteriore partielle Fundoplicatio

Jörn Maroske, Harald Tigges

Die Nissen-Fundoplicatio führt bei dem Großteil der an der gastroösophagealen Refluxkrankheit leidenden Patienten zu sehr guten Langzeitergebnissen. Als eines der am meist vertretenden Antirefluxverfahren [1] birgt die Nissen-Fundoplicatio (360°-Manschette) unerwünschte Begleiteffekte in sich. Dysphagie, verstärkt auftretende Flatulenz, die Unfähigkeit zu erbrechen und postprandialer Meteorismus sind hier zu erwähnen. Ausgehend von dieser Begleitproblematik wurden die Chirurgen stimuliert nicht nur die klassische Nissen-Fundoplicatio zu modifizieren, sondern auch nach anderen Operationsvarianten zu suchen. Die anteriore partielle Fundoplicatio [2-5] stellt sicherlich eine Alternative dar und wird seit den 60ern [11, 12] eingesetzt. Betrachtet man die offene Antirefluxchirurgie, so ist hier die über lange Zeit vorherrschende Belsey-Mark-IV-Operation zu nennen [6–8]. Die Fundoplicatio nach Toupet war anfangs nur auf die französisch sprechenden Länder beschränkt, hat jedoch nach Einsetzen der laparoskopischen Ära eine Renaissance erfahren [5, 9, 10]. In einigen operativen Zentren wird die anteriore partielle Fundoplicatio [12], Dor- oder Thal-Fundoplicatio, als ergänzender Eingriff zur Myotomie bei Achalasie eingesetzt [14, 15] um das Auftreten eines sekundären gastroösophagealen Refluxes zu verhindern [7, 12, 13]. Zur Behandlung der primären Refluxkrankheit wird die anteriore partielle Fundoplicatio in relativ wenigen Kliniken als Standardverfahren eingesetzt.

Operative Technik der Dor-Fundoplicatio (Abb. 1)

Die Trokaranordnung zur Durchführung einer partiellen Fundoplicatio ist identisch wie bei der Durchführung der 360°-Manschette. Es werden in Abhängigkeit vom Alter des Patienten Trokare mit Durchmessern von 5–12 mm verwendet. In der Regel werden zwei 10-mm-Trokare in die beiden oberen abdominellen Quadranten eingeführt, einerseits zur Retraktion der Leber andererseits zum Greifen des Magens. Zwei weitere Trokare werden rechts bzw. links im lateralen Mittelbauch, die Optik supraumbilikal eingebracht. Anschließend wird unter Zuhilfenahme der Ultraschallschere die Mobilisierung des gastroösophagealen Überganges, sowie die Teilmobilisierung des Fundus durchgeführt. Der rechte und linke Zwerchfellschenkel werden dargestellt, vorderer und hinterer Vagusnerv identifiziert und geschont. Anschließend wird die anteriore partielle Manschette angepaßt, indem man sie über den anterioren Anteil des distalen Ösophagus rotiert. Hierbei wird auf

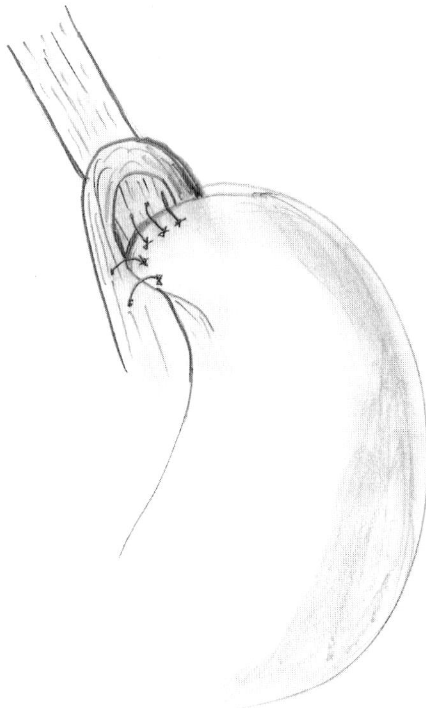

Abb. 1 Fundoplicatio nach Dor.

einen lockeren, spannungsfreien Sitzen der Manschette geachtet. Ist dies nicht gewährleistet, so ist eine weitere Mobilisation im Bereich des Fundus erforderlich. Vor Fixierung der Manschette wird die posteriore Hiatoplastik unter Verwendung von zwei oder drei nicht resorbierbaren Nähten ausgeführt. Anschließend wird die anteriore partielle Fundoplicatio mit drei Nähten in Höhe des distalen Ösophagus (Sphinkterregion) angelegt. Komplettierend wird die Manschette am rechten Zwerchfellschenkels fixiert.

Operative Technik der Watson-Fundoplicatio (Abb. 2)

Ebenso wie bei der Dor-Operation erfolgt die Erstellung der Fundoplicatio von transabdominell. Die Trokarplazierung ist identisch zu der bei der Nissen-Fundoplicatio oder bereits beschriebenen Dor Fundoplicatio. Zunächst Darstellen des phrenico-oesophagealen Ligamentes und Trennen desselbigen. Nach der transhiatalen Dissektion und der Präparation im Bereich des distalen Ösophagus wird die Mobilisation soweit vorangetrieben, daß ca. 4–6 cm des Ösophagus nach intraabdominal verlagert werden können. Findet sich bei dieser Präparation eine Hiatushernie, so wird diese in typischer Weise mittels Einzelknopfnähten verschlossen. Dabei ist auf eine nicht zu starke Einengung des Ösophagus zu achten. Anschließend wird der nach intraabdominal verlagerte Ösophagusanteil seitlich an dem rechten Zwerchfellschenkel unter Schonung des hinteren N. vagus fixiert. Als nächster Schritt gilt es den His'schen Winkel zu rekonstruieren. Dabei werden Einzelknopfnähte zwischen dem Unterrand des linken Zwerchfells und dem Fundus ausgeführt. Anschließend erfolgt die Erstellung einer 120° anterolateralen Fundoplicatio unter Verwendung des medialen Anteils des Magenfundus. Diese wird auf den anterioren Anteil des Ösophagus unter Verwendung von Einzelknopfnähten (2-0) aufgenäht. Eine Verletzung oder

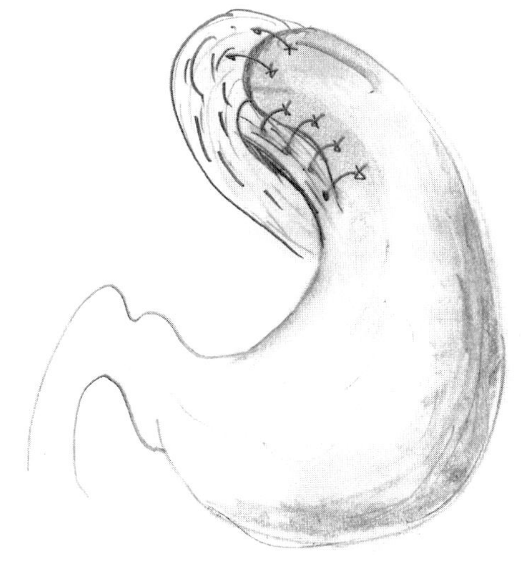

Abb. 2 Fundoplicatio nach Watson.

Miteinknüpfung des anterioren N. vagus ist unbedingt zu vermeiden.

Die Operation erfolgt ohne Mobilisierung des Magenfundus oder der kurzen gastralen Arterien, noch durch eine ausgiebige Präparation im Leberdreieck. Die Rami hepatici des N. vagus und N. Latarjet sind nicht in ihrer Kontinuität zu unterbrechen. Insgesamt läßt sich diese Operation relativ einfach und sicher ausführen; die mittlere Operationszeit liegt deutlich unter einer Stunde.

Ergebnisse

In Tabelle 1 sind die Ergebnisse der von Watson et al. publizierten Studie sowie unsere eigenen Ergebnisse bei der Durchführung der Dor-Fundoplicatio dargestellt. Zu bemerken ist, daß in der Publikation von Watson et al. diese Operationstechnik bei allen Refluxpatienten angewandt, wohingegen die Dor-Fundoplicatio in unserer Studie nur bei Patienten mit einer Ösophagusmotilitätsstörung selektiv eingesetzt wurde. Postoperativ wurde nur ein minimaler Anteil an Patienten mit einer persistierenden Dysphagie verzeichnet. Das Auftreten von Refluxrezidiven wurde in je zwei Patienten beobachtet, wobei nur einer dieser Patienten erneut symptomatisch war. Ein Patient bot eine erhöhte Säureexposition im distalen Ösophagus.

Kommentar

Überblickt man die letzten Jahrzehnte der Antirefluxchirurgie, so hat sich nicht „eine beste Antirefluxmanschette" etabliert. Vielmehr werden mehrere unterschiedliche Verfahren favorisiert, eine Vollmanschette oder Teilmanschette. Die am häufigsten genannte operative Technik ist die modifizierte sogenannte Floppy-Nissen-Operation [24], sowie die partielle Fundoplicatio nach Toupet. Mit Etablierung der laparoskopischen Operationstechnik erfuhr die partielle Fundoplicatio eine erhöhte Akzeptanz in der chirurgischen Therapie der gastroösophagalen Refluxkrankheit. In einigen operativen Zentren wurde die partielle Fundoplicatio bei einem Patientengut mit diagnostizierter Ösophagusmotilitätsstörung als Therapie der ersten Wahl durchgeführt. Hier zeigte sich bei der Durchführung der posterioren Fundoplicatio (Fundoplicatio nach Toupet) nahezu ebenso gute Langzeitergebnisse [5] wie bei der Durchführung eines sogenannten Floppy-Nissen. Die anteriore partielle Fundoplicatio nach Dor hat in Kombination mit der Durchführung einer Myotomie im Bereich des distalen Ösophagus (Heller-Dor-Verfahren) [19, 20] bei der Behandlung der Achalasie einen Stellenwert erreicht, während die Watson-Technik in der Behandlung der primären Refluxkrankheit etabliert ist.

Tabelle 1 Ergebnisse der laparoskopischen anterioren partiellen Fundoplicatio

Operation	n	Konversion %	Letalität	Komplikation %	Dysphagie % Persistierend	Unwohlsein % Persistierend	Reflux-rezidiv %	gute/sehr gute Ergebnisse
Watson	33	9 (n=3)	0	12	3	0	<10	89
Dor	21	10 (n=2)	0	10	0	4,8 (n=1)	9,5	90

Abschließend bleibt zu bemerken, daß gute postoperative Ergebnisse ganz entscheidend von der präoperativen Diagnostik [17, 18], von der gewissenhaften Auswahl der Patienten sowie von einem exakten operativen Vorgehen abhängen. Die Effektivität der anterioren partiellen Fundoplicatio in Kombination mit der Heller-Myotomie wurde in vielen klinischen Studien belegt [19, 20]. Ein eher geringeren Stellenwert hat dieses Verfahren bei der Behandlung der gastroösophagealen Refluxkrankheit.

Literatur

1. Nissen R (1956) Eine einfache Operation zur Beeinflussung der Refluxoesophagitis. Schweiz Med Wochenschr 86: 590
2. Skinner DB, Belsey RHR (1967) Surgical management of esophageal reflux with hiatus hernia: Long-term results with 1030 cases. J Thorac Cardiovasc Surg: 53: 33–54
3. Ackermann C, Margreth L, Müller C, Harder F (1988) Das Langzeitresultat nach Fundoplicatio. Schweiz Med Wochenschr 118: 774
4. Watson DI, Reed MWR, Johnson AG, Stoddard CJ (1994) Laparoscopic fundoplication for gastro-esophageal reflux. Ann R Coll Surg Engl 4: 264–268
5. Lundell L, Abrahamsson H, Ruth M. Rydberg, Lönro H, Olbie L (1996) Long-term results of a prospective randomized comparison of total fundic wrap (Nissen-Rossetti) or semifundoplication (Toupet) for gastroesophageal reflux. Br J Surg 83: 830–835
6. Skinner DB, Klementschitsch P, Little AG. DeMeester TR, Belsey RRH (1985) Assessment of failed antireflux repairs: In: DeMeester TR, Skinner DB (Hrsg): Esophageal disorders: pathophysiology and therapy. Raven Press, New York, S 303–313
7. Feussner H, Stein HJ (1994) Minimally invasive esophageal surgery: Laparoscopic antireflux surgery and cardiomyotomy. Dis Esoph 7: 17–23
8. Stipa S, Fegiz G, Iascone C, Paolini A, Moraldi A, De Marchi C, Chieco PA (1989) Belsey and Nissen operations for gastroesophageal reflux. Ann Surg 210: 583–589
9. Toupet A (1963) Technique d'oesophago-gastroplastie avec phrenogastropexie appliquée dans la cure radicale des hernies hiatales et comme complément de lóperation D'Heller dans les cardiospasmes. Mem Acad Chir 89: 394
10. Cuschieri A (1993) Laparoscopic antireflux surgery and repair of hiatal hernia. World J Surg 17: 40–45
11. Thal AP, Hatafuku T, Kurtzman R (1965) A new method for reconstruction of the esophagogastric junction. Surg Gynecol Obstet 120: 1225–1231
12. Csendes A, Velasco N, Braghetto I, Hendriques A (1981) A prospective randomized study comparing forceful dilatation and esophagomyotomy in patients with achalasia. Gastroenterology 80: 787–795
13. Ancona E, Peracchia A, Zaninotto G, Rossi M, Bonavina L, Segalin A (1993) Heller laparoscopic cardiomyotomy with antireflux anterior fundoplication (Dor) in the esophageal achalasia. Surg Endosc 7: 459–461
14. Douglas K, Nicholson F (1959) The late results of Heller's operation for cardiospasm. Br J Surg 47: 250–253
15. Jara FM, Toledo-Pereyra LH, Lewis JW, Magilliga DJ (1979) Long-term results of esophagomyotomy for achalasia of esophagus. Arch Surg 114: 935–936
16. DeMeester TR, Bonavina L, Albertucci M (1986) Nissen fundoplication for gastroesophageal reflux disease. Evaluation of primary repair in 100 consecutive patients. Ann Surg 204: 19–26
17. Fuchs KH, Freys SM, Heimbucher J, Fein M, Thiede A (1995) Pathophysiologic spectrum in patients with gastroesophageal reflux disease in a surgical GI function laboratory. Dis Esoph 8: 211–217
18. Fein M, Fuchs KH, Bohrer T, Freys SM, Thiede A (1996) Fiberoptic technique for 24 hours bile reflux monitoring – Standards and normal values for gastric monotoring. Dig Dis Sci 41: 216–225
19. Raiser F, Perdikis G, Hinder RA, et al (1996) Heller myotomy via minimal-access surgery. An evaluation of antireflux procedures. Arch Surg 131: 597–598
20. Bonavina L, Incarbone R, Antoniazzi L, Reitana M, Perracchia A (1999) Previous endoscopic treatment does not affect complication rate and outcome of laparoscopic Heller myotomy and anterior fundoplication for oesophageal achalasia. It J Gastroenterol Hepatol 31: 827–30

Die Ergebnisse der verschiedenen Antirefluxoperationen im Vergleich und die optimale Auswahl des Verfahrens

Stephan M. Freys

Die Einführung der minimal-invasiven Operationstechnik in das Spektrum der Antirefluxchirurgie vor 10 Jahren [1] hat einen nachhaltigen Einfluß auf das Management von Patienten mit Zeichen der gastroösophagealen Refluxkrankheit gehabt. Vor dieser „Boom-Ära" der minimal-invasiven Therapie hatte die Antirefluxchirurgie besonders bei Gastroenterologen eine schlechte Reputation, obwohl ein Großteil der gegenwärtig praktizierten Operationsverfahren und operativen Therapiekonzepte während der Zeit der konventionellen Antirefluxchirurgie entwickelt wurden [2, 3]. Der Großteil des pathophysiologischen Verständnisses für die Refluxkrankheit basiert auf funktionellen Studien aus den 80er Jahren. Schon während der offenen Antirefluxchirurgie wurden die momentan aktuellen technischen Modifikationen der Manschettenbildung (floppy Nissen) oder das „tailored concept" zum Einsatz partieller Fundoplicationsverfahren entwickelt und angewandt [2–4].

Gegenwärtig steht ein ganzes Spektrum verschiedener Fundoplicationsverfahren zur Verfügung. Wesentlicher Ansatz der unterschiedlichen chirurgischen Behandlungsprinzipien ist die mechanische Inkompetenz des unteren ösophagealen Sphinkters, die der wichtigste ursächliche Funktionsdefekt bei der gastroösophagealen Refluxkrankheit ist [5, 6]. Durch eine Verstärkung der Hochdruckzone im Bereich des unteren Ösophagus soll der Widerstand gegen einen Rückfluß von Mageninhalt erschwert werden. Ein zweites Prinzip der Antirefluxoperation basiert auf der Verbesserung der Längsspannung der Speiseröhre nach dem von Stelzner vorgestellten Modell [7]. Vertreter dieses Konzeptes fordern eine Wiederherstellung der anatomischen Situation durch Beseitigung der Hiatushernie einerseits bzw. Fixierung des Magens im Abdomen mit Wiederherstellung des His-Winkels andererseits.

Operationstechniken

Nissen-Fundoplicatio

Die Nissen-Fundoplicatio mit ihrer 360°-Vollmanschette hat sich nach ihrer Erstbeschreibung durch Rudolf Nissen 1956 bis zum heutigen Tage zum weltweit populärsten Antirefluxoperationsverfahren etabliert [8]. Wenn auch die ursprüngliche Technik inzwischen durch mehrere Modifikationen verändert wurde, so werden diese Eingriffe doch meist unter diesem Sammelnamen geführt. Die ursprüngliche Nissen-Fundoplicatio wurde unter der Bezeichnung „Gastroplicatio" in Basel durchgeführt (s. Abb. 1). Hierbei wurden Magen-Hinter- und Vorderwand rechts-

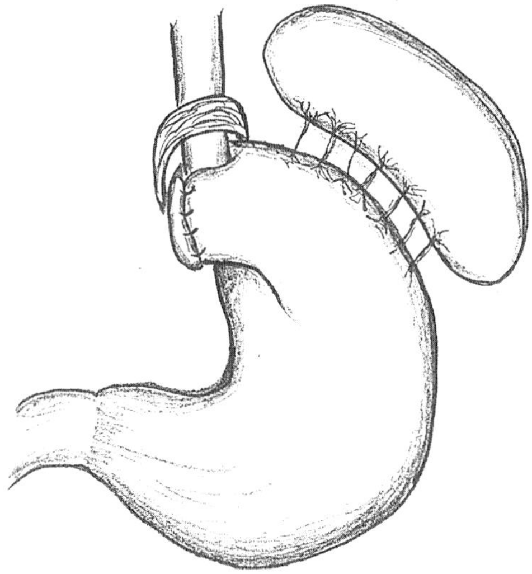

Abb. 1 Nissen-Fundoplicatio.

lateral des gastroösophagealen Übergangs miteinander vereinigt. Eine erste Weiterentwicklung erfolgte durch Rossetti, der den Magenfundus unter Durchtrennung der Vasa gastricae breves mobilisierte, die Fundusvorderwand hinter der Speiseröhre auf Höhe des unteren ösophagealen Sphinkters durchzog und dann an der Vorderwand des distalen Ösophagus mit dem vorderen Anteil des restlichen Fundusanteils durch 4–5 Einzelknopfnähte vereinigte [9]. Bei dieser Nissen-Rossetti-Fundoplicatio erfolgt zusätzlich eine Sicherung der Manschette an der Magenvorderwand durch zwei Einzelknopfnähte, um ein Teleskopphänomen zu vermeiden (s. Abb. 2).

Tabelle 1 zeigt Ergebnisse größerer Serien bzw. von Serien mit längerem Nachbeobachtungszeitraum zur Nissen- bzw. Nissen-Rossetti-Fundoplicatio. Vor allem postoperative Probleme nach der klassischen Nissen-Rossetti-Fundoplicatio mit persistierender Dysphagie und Gas-Bloat-Symptomen führten zu Fehleranalysen und folglich Modifikationen dieser Operationstechnik [2, 10–12]. Sowohl in Europa als auch in den USA und dort vor allem in der Chicagoer Chirurgenschule um DeMeester und Bombeck wurde nach experimentellen und klinischen Untersuchungen eine kurze, lockere Manschette, der „floppy Nissen" gefordert, um die langfristigen Nebenwirkungen der Fundoplicatio zu verhindern. Die DeMeester-Modifikation der Nissen-Operation beinhaltete folglich eine ultrakurze Manschette von 1–2 cm, eine vollständige Fundusmobilisierung und eine posteriore Hiatoplastik, um die intraabdominelle Lage der Manschette gewährleisten zu können sowie die Verwendung eines dicken Magenschlauches als Platzhalter im distalen Ösophagus während der Anlage der Manschette [3] (siehe Abb. 3).

Nach 4 Jahrzehnten Erfahrung mit offener Antirefluxchirurgie haben sich die Ergebnisse der Nissen-Technik (s. Tabelle 1) auf sehr ähnlichen Werten eingependelt. Langfristige Erfolgsraten von Werten um 90 % stellten den Standard dar. Langfristige Nebenwirkungen dieser Operationsmethode sind vor allem eine persistierende Dysphagie und das Gas-Bloat-Syndrom. Ein Problem stellt hier die Definition des Symptoms Dysphagie dar, da sehr unterschiedliche Methoden der klinischen Untersuchung bzw. eines Scoring in den zur Verfügung stehenden Untersuchungen verwendet werden. In erfahrenen Händen sollte, so wurde von erfahrenen Autoren gefordert, die Dysphagierate bei einer Größenordnung von etwa 5 % liegen.

Mit Einführung der laparoskopischen Techniken wurden viele alte Diskussionen erneut aufgegriffen, so z. B. die Frage der Notwendigkeit der Fundusmobilisierung, da diese initial laparoskopisch-technisch recht aufwendig war und Gefahren barg [13–15]. Wie Tabelle 2 zeigt konnten die Ergebnisse der laparoskopischen Operationstechnik bei der Nissen-Fundoplicatio an die Resultate aus der Zeit der konventionellen Antirefluxchirurgie nahtlos anschließen. Besonders durch Bereitstellung entsprechender Instrumente und Apparate ist es heute problemlos möglich mit gleicher Sicherheit diese Operation wie ihre offene Variante durchzuführen. Die meisten Zentren, die sich mit dieser Operationsmethode beschäftigen, fordern, daß weder eine Veränderung der Indikation noch eine Veränderung der Operationstechnik durchgeführt werde, um damit die in den letzten 20 Jahren konventioneller Antirefluxchirurgie gesammelten Erfahrungen und Erkenntnissen auch weiterhin den Patienten mit gleicher Qualität zu Gute kommen zu lassen. Die Ergebnisse der laparoskopischen Nissen-Fundoplicatio spiegeln die Erfahrungen der konventionellen Antirefluxchirurgie wider. In nahezu allen Mitteilungen wird über einen vergleichsweise kürzeren Krankenhausaufenthalt und über eine Reduktion der Häufigkeit eingriffsbedingter Morbidität berichtet. Gleichzeitig wurde mit Einführung der laparoskopischen Operationstechnik evident, daß spezielle neue Komplikationsmöglichkeiten (Pneumothorax, Pneumomediastinum, Verletzung größerer Gefäße) durch diese Vorgehensweise auftreten. Durch die retroösophageale Dissektion kommt es bei Verletzung der Pleura parietalis vorwiegend zu linksseitigen Pneumothoraces [52–56]. Die Auftretenswahrscheinlichkeit wird mit bis zu 2 % angegeben, wobei jedoch eine vorsichtige Präparation mit zunehmender Erfahrung hier deutlich geringere Werte erbringt. Verletzungen größerer Gefäße (Vena cava inferior, linke Lebervene, abdominelle Aorta, Zwerchfellvenen) wurden bei laparoskopischer Operationstechnik beschrieben [57, 58]. Diese Komplikationen sind in der Regel mit atypischen anatomischen Verhältnissen, einer Unerfahrenheit des Operateurs bzw. übermässigem Gebrauch von monopolarem Strom erklärt worden. Grundsätzlich erscheint das Gesamtrisiko perioperativer Blutungen nach laparoskopischer Antirefluxchirurgie gegenüber den Werten der konventionellen Chirurgie reduziert [40, 59]. Insbesondere das Risiko einer Milzverletzung bzw. Splenektomie erscheint durch die laparoskopische Technik drastisch reduziert [60]. Selbstverständlich spielt die Lernkurve bei Einführung der laparoskopischen Antirefluxchirurgie eine wichtige Rolle. Entsprechende Mitteilungen zu diesem Thema [61] empfehlen eine institutionelle Lernkurve von 50 Operationen und eine individuelle Lernkurve von 20 Operationen. Einschränkend muß hier jedoch festgestellt werden, daß die Lernkurve weiterer Chirurgen deutlich abnehmen wird, wenn ihr laparoskopisches Training als fester Bestandteil ihrer Ausbildung erfolgt. Darüber hinaus

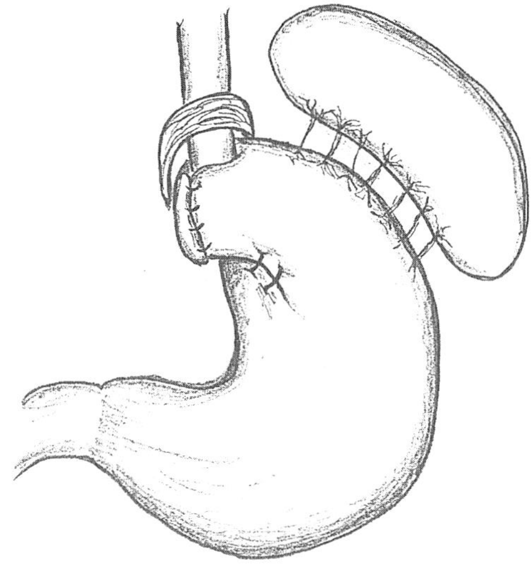

Abb. 2 Nissen-Rossetti-Fundoplicatio.

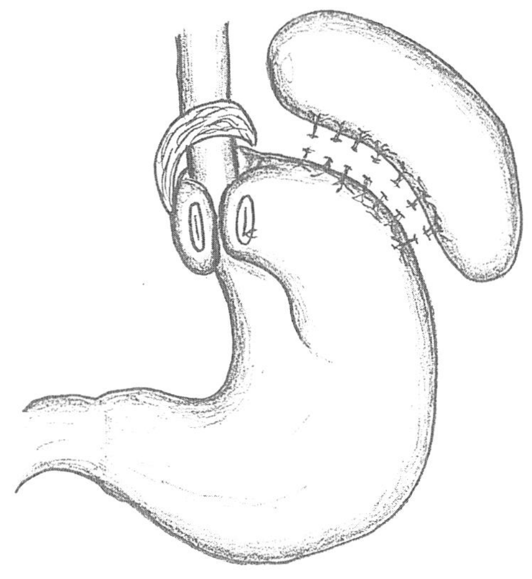

Abb. 3 Nissen-DeMeester-Fundoplicatio.

konnte ebenso gezeigt werden, daß, wie bei vielen anderen chirurgischen Maßnahmen so auch bei dem Erlernen der laparoskopischen Nissen-Fundoplicatio, die Komplikationsrate deutlich mit zunehmender Erfahrung sinkt [62]. Selbstverständlich sind diese Erfahrungen auch auf andere laparoskopische Antirefluxoperationsverfahren übertragbar. Gegenwärtig liegen für die Nissen-Fundoplicatio die längsten und zahlenmässig größten Erfahrungen in der laparoskopischen Operationstechnik vor, so daß bezüglich dieser Operationstechnik auch die meisten Berichte zu einem Vergleich zwischen laparoskopischer und konventioneller Operationstechnik vorliegen. 5 größere, nicht-randomisierte Serien konnten hier zeigen, daß die laparoskopische Vorgehensweise zwar eine längere Operationszeit erfordert, die Inzidenz postoperativer Komplikationen jedoch geringer, die Länge der postoperativen Hospitalisation kürzer und die Rückkehr der Patienten zu voller Leistungsfähigkeit schneller möglich ist, während die Effizienz der Refluxkontrolle gleich derjenigen in der konventionellen Operationsmethode ist [63–67].

Partielle Fundoplicationes

Eine Vielzahl von Modifikationen partieller Fundoplicationsverfahren sind bisher in der Literatur beschrieben. Die wohl häufigst angewandte Methode zur Zeit der konventionellen Antirefluxchirurgie war die transthorakale partielle Fundoplicatio von Belsey in ihrer Version Mark IV. Das grundlegende Prinzip dieser Operation ist der Wiederaufbau einer 4–5 cm langen Zone am unteren ösophagealen Sphinkter, unterhalb des Zwerchfells [68]. Diese 240°-Manschette wird gemäß ihrer ursprünglichen Beschreibung durch einen linksthorakalen Zugang angelegt. Die Ergebnisse dieser Operationsmethode sind in Tabelle 3 dargestellt. Bei gleich guten Erfolgsraten gegenüber der offenen und laparoskopischen Nissen-Fundoplicatio finden sich etwas höhere Rezidivraten bei gleichzeitig geringerer Dysphagiefrequenz. Diese Operationssmethode wird vorwiegend dann bevorzugt, wenn eine Peristaltikstörung der Ösophagusmotilität vorliegt und man einen Kompromiß zwischen dem gewünschten Antirefluxeffekt durch eine mechanische Verstärkung des unteren ösophagealen Sphinkters einerseits und der symptomfreien Speisenpassage andererseits machen muß [69, 70].

Die partielle Fundoplicatio nach Lind ist eine transabdominell durchzuführende Operationsmethode, bei der der untere ösophageale Sphinkter auf einer Strecke von etwa 300° seiner Zirkumferenz mit einer Fundusmanschette umhüllt wird. Über diese Operationsmethode liegen nur sehr wenige Berichte vor [28, 71]. Im wesentlichen unterscheidet sie sich nur sehr wenig von der heute sicherlich populärsten aller partiellen Fundoplicationes, der Toupet-Fundoplicatio. Hier wird der untere ösophageale Sphinkter auf einer Strecke von 180° (älteste Version) bis 270° (neueste Version) mit einer Fundusmanschette eingescheidet, die hinsichtlich der Mobilisationsarbeit analog zu der Nissen-DeMeester-Technik gebildet wird (s. Abb.4). Wie bereits in dem Kapitel „Laparoskopische partielle Fundoplicatio nach Toupet" ausgeführt, wird diese Operationstechnik von den jeweiligen Anwendern mit sehr unterschiedlicher Intention eingesetzt, d. h. entweder generell bei allen Patienten mit gastroösophagealer Refluxkrankheit, selektiv aufgrund anatomischer oder funktioneller Besonderheiten oder im Rahmen eines „tailored concept", wobei auch hier entweder anatomische (Hiatushernie) oder funktionelle Gegebenheiten (Ösophagusmotilitätsstörung) zur Auswahl dieses Verfahrens führen. Die gegenwärtige Datenlage (s. Tabelle 4) zeigt, daß diese Variante der partiellen Fundoplicatio eine vollwertige Antirefluxoperationstechnik darstellt, bei etwas erhöhter Rezidivrate gegenüber der Nissen-Fundoplicatio findet sich generell eine geringere Dysphagie- und Gas Bloat-Frequenz. Bei gegenwärtig noch fehlenden Langzeiterfahrungen muß abgewartet werden, inwieweit eine ggf. im langfristigen Verlauf höhere Rezidivrate das Indikationsspektrum für diese Operationstechnik beeinflussen wird.

Die Watson-Fundoplicatio [78, 79] ist eine anteriore 120°-Hemifundoplicatio, bei der auf eine Fundusmobilisation verzichtet wird. In Händen des Erstbeschreibers zeigt diese Operationsmethode mit der Nissen-Fundoplicatio vergleichbare Langzeitergebnisse, bei jedoch deutlich höherer Komplikationsrate (s. Tabelle 3). Insgesamt erscheint diese Variante als eine technisch weniger aufwendige Methode, die auf laparoskopischem Wege wegen der fehlenden Notwendigkeit einer Fundusmobilisation sehr gut durchzuführen ist.

Die posteriore Gastropexie oder -plicatio nach Hill [80, 81] ist eine Weiterentwicklung der ursprünglichen Gastropexietechniken. Ziel dieses Verfahrens ist eine Augmentation der gastroösophagealen Übergangsregion mit Rekonstruktion des gastroösophagealen Ventils („valve"). Mit Hilfe der intraoperativen Manometrie werden die Zwerchfellschenkel nach sorgfältiger Dissektion der Hiatusregion durch Nähte adaptiert, wodurch der Hiatus eingeengt wird. Anschließend wird durch Fassen der vorderen und hinteren phrenicogastralen Gewebebündel eine Pexie und Plicatio dorsal am Ligamentum arcuatum bzw. an der präaortalen Faszie durchgeführt. Durch die intraoperative Manometrie wird eine ausreichende Erhöhung des Druckes im unteren ösophagealen Sphinkter gesichert. Die Plicatio im Fundusbereich beträgt hier etwa 180°. Nur wenige Autoren haben dieses Operationsverfahren übernommen, nicht zuletzt wegen der Aufwendigkeit der intraoperativen Manometrie zur sogenannten „Kalibrierung" der Kardia. Bei der laparoskopische Variante dieser Operationstechnik in den Händen des Erstbeschreibers konnten allerdings die guten Ergebnisse aus der offenen Antirefluxchirurgie reproduziert werden (s. Tabelle 3). Ein deutlicher Vorteil dieser Operationstechnik besteht in der Möglichkeit, diese auch bei Patienten nach distaler Magenresektion durchführen zu können, wenn der verbleibende Magenrest für eine Fundoplicatio im ursprünglichen Sinne nicht ausreicht.

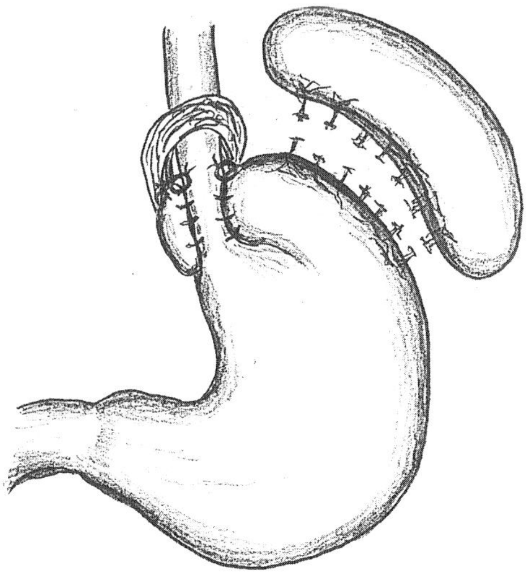

Abb. 4 Toupet-Fundoplicatio.

Ligamentum-teres-Plastik und Angelchik-Ring

Die Ligamentum-teres-Plastik, erstmalig 1965 beschrieben [117], gehört im engeren Sinne auch zu den Pexieverfahren, da durch sie mit Hilfe einer aus dem Ligamentum teres hepatis geformten Schlinge um den distalen Ösophagus versucht wird, den distalen Ösophagus nach intraabdominell zu verlagern. Als hervorstechender Vorteil dieses Verfahrens wird von den Protagonisten dieser Technik immer wieder angeführt, daß Probleme wie Dysphagie und Gas-Bloat-Syndrom bei dieser Technik nicht auftreten können. Aufgrund der jedoch sehr hohen Rezidivrate (60 % in randomisierter Studie [32]) hat diese Operationstechnik keine allgemeine Verbreitung gefunden (s. Tabelle 5).

Die Angelchik-Antirefluxprothese wurde seit der ersten Publikation von Angelchik und Cohen bei vielen tausend Patienten eingesetzt [111, 113]. Vorteil dieser Methode ist die nur sehr geringe Präparationsarbeit, die zur Schaf-

Tabelle 1 Ergebnisse der Nissen-Fundoplicatio: konventionelle Operationstechnik.

Autor	Jahr	Follow-up (Jahre)	n	(sehr) gute Ergebnisse (%)	Reflux-Rezidive (%)	Dysphagie > 3 Mon. (%)	gas bloat Syndrom (%)	Komplika-tionen (%)	Letalität (%)
Negre (16)	1983	10	60	82	12	10	33		
Ellis (17)	1985	6	79	66	10	0,8		11,6	0
DeMeester (3)	1986	4,8	100	90	6	14	11	12	1
Shirazi (18)	1987	1-10	150	95		0,6		20,1	0
Stipa (19)	1989	7	40	87	10	10	40	5	
Stuart (20)	1989	3,2	31	94	6	0		9,7	0
Thor (21)	1989	4,2	12	67		18		25	0
Mughal (22)	1990	4	126	83	6	4,8			
Breumelhof (23)	1990	2	27	89	11	11		7,4	0
Kmiot (24)	1991	2	25	88	4	0		16	0
Lundell (25)	1991	0,5	38			0			
Bjerkeset (26)	1992	6	82	96	3	0	24	3,7	0
Martinez (27)	1992	6,6	51	88	10	0		23,5	0
Walker (28)	1992	13	26			16			0
Luostarinen (29)	1993	20	25	56	4	16			0
Johansson (30)	1993	5	40	80		2,5	48		
Luostarinen (31)	1993	6,5	109	59	29	0	27	12	0
Janssen (32)	1993	1	10	70					
Grande (33)	1994	20	160	85	4	1	7,6	19	2
Hill (34)	1994	7	31	80	20	4		9,7	0

Tabelle 2 Ergebnisse der Nissen-Fundoplicatio: laparoskopische Operationstechnik.

Autor	Jahr	Follow-up (Monate)	n	(sehr) gute Ergebnisse (%)	Reflux-Rezidive (%)	Dysphagie > 3 Mon. (%)	gas bloat Syndrom (%)	Komplikationen (%)	Letalität (%)
Weerts (35)	1993	1-9	132		0,8	3,8		7,5	0
Dallemagne (36)	1993	24	503		1	2,2		3,5	0
Cadiere (37)	1994	1-12	80		0	0	7,5	5	0
Champault (38)	1994	4-10	795			1,5		4,8	0,1
Hinder (39)	1994	6-32	198	97	1	4,5		5,9	0,5
Jamieson (40)	1994	3-20	155		1,3	14,8	0	9,6	0,6
Peters (41)	1995	1-22	34		8,8	8,8		17,6	0
Coster (42)	1995	2-14	52	90	3,6	1,9		28,8	0
Fontaumard (43)	1995	3-31	148	90,5	1,3	7,4	2	9,5	0
Gotley (44)	1996	12	200		6,5	10		11,5	0
Wu (45)	1996	3-45	103		2,9	3,9	25,2	3,9	0
Fuchs (ESGARS) (46)	1997	1-56	221		1,8	1,4		14	0
Perdikis (47)	1997	0-36	2453		3,4	5,5		5,8	0,2
Anvari (48)	1998	6-24	381		3,2	2,1	49	7,9	0
Peters (49)	1998	8-60	100	94,7	2,1	7,4	44,2	4,2	0
Dallemagne (50)	1998	16-44	550		1	2,1		2,3	0
Zaninotto (51)	2000	1-25	513		8,5	0	14,7	7,3	0

Tabelle 3 Ergebnisse der Toupet-Fundoplicatio: konventionelle (offene) und laparoskopische (lap.) Operationstechnik (HH = Hiatushernie; MOT = Ösophagusmotilitätsstörung).

Einsatz	Op-Art	Autor	Jahr	Follow-up	n	(sehr) gute Ergebnisse (%)	Reflux-Rezidive (%)	Dysphagie > 3 Mon. (%)	gas bloat Syndrom (%)	Komplika-tionen (%)	Letalität (%)
generell	lap. 270°	Swanström (88)	1994	MW: 10 Mo.	77	96,1	2,6	3,9	0	1,3	0
generell	lap. 270°	Mosnier (89)	1995	bis 24 Mo.	51	88,2	2,2	0	0	1,9	0
generell	lap. 270°	Jobe / Swanström (90)	1997	bis 24 Mo.	100	~ 50	20,3	9,5	0	14	0
generell	lap. 230°-270°	Bell (91)	1999	MW: 30 Mo.	143	85,3	13,3	1,4	0		
generell	offen 270°	Franzen (92)	1999	120 Mo.	101	92	8	0	0		0
selektiv: HH	offen 270°	Vara-Thorbeck (93)	1989	bis 60 Mo.	99	87,1	8,6	0	0	3	1
selektiv: MOT	lap. 240°-270°	Patti (94)	1997	MW: 11 Mo.	26	88,5	3,9	0	0	11,5	0
selektiv: MOT	lap. 270°	Gadenstätter / Wetscher (95)	1999	Med: 31 Mo.	78	97,4	2,6	0	1,3	7,7	0
tailored: HH	lap. 270°	Cuschieri (96)	1993	Med:13 Mo.	36	86,1	11,1	0	2,7		0
tailored: MOT	lap. 270°	Wetscher (97)	1997	Med: 15 Mo.	32	96,9	2,7	2,7	0	12,5	0
tailored: MOT	lap. 270°	McKernan (98)	1998	MW: 33 Mo.	348		5,5	0			
tailored: MOT	lap. 270°	Kleimann (99)	1999	MW: 17 Mo.	42	91,6	2,3	2,3			0
tailored: MOT	lap. 270°	eigene Daten	2000	Med: 48 Mo.	51	88,2	7,8	1,9	1,9	5,8	0
randomisiert	offen 180°-200°	Thor (21)	1989	60 Mo.	19	95		0	0	21,1	0
randomisiert	offen 180°-200°	Lundell (25)	1991	6 Mo.	33	93,9	6,1	0	0		
randomisiert	offen 180°-200°	Lundell (101)	1996	60 Mo.	72		5,5	2,8	1,4		
randomisiert	lap. 270°	Laws (102)	1997	MW: 27 Mo.	16	80		0		12,5	0
randomisiert	offen 180°-200°	Rydberg (103)	1999	> 36 Mo.	53		3,7	0			

Tabelle 4 Ergebnisse der partiellen Fundoplicationes: konventionelle, laparoskopische (L.) und thorakoskopische (T.) Operationstechnik.

Operation	Autor	Jahr	Follow-up (Jahre)	n	(sehr) gute Ergebnisse (%)	Reflux-Rezidive (%)	Dysphagie > 3 Mon. (%)	gas bloat Syndrom (%)	Komplika-tionen (%)	Letalität (%)
Lind	Walker (28)	1992	0,5-3	26			15,4	3,8	19,2	0
"	Cameron (71)	2000	5-13	132	95	4,5	2,3			
Belsey	Skinner (72)	1967		632	85	7				1,2
"	Orringer (73)	1972		892	84	11				1
"	Stipa (19)	1989	7	37	89	7			10,8	
"	Lerut (70)	1990	4,5	117	89	9	1,7		17,1	1,7
"	Wamsteker (74)	1990		75	87	4	4			
"	Vollan (75)	1992		22		37				4,5
"	Alexiou (76)	1999	3-18	90	72					1,1
T. Belsey	Nguyen (77)	1998	1,5	15		20	6,7		6,7	0
Watson	Watson (78)	1991		100	82	> 10	2		4	0
"	Watson (79)	1995	0,5	26	91	9	0	0	23,1	0
Hill	Hill (80)	1967		149		5	2			
"	Hill (82)	1978	2	83	89	0	0			0
"	Hill (82)	1978	7,7	72	65	4	0			0
"	Csendes (83)	1989	5	215	85	8			5,1	0,5
"	Ribet (84)	1990	60	441	93,5	6,3			5,4	1,4
"	Civello (85)	1997		40	90				5	0
L. Hill	Kraemer (86)	1994	bis 1,5	17		0			0	0
"	Aye (87)	1994	0,5-1,5	40	92	2,5				2,5

Tabelle 5 Ergebnisse der Ligamentum teres Plastik und des Angelchik-Ringes, konventionelle und laparoskopische (L.) Operationstechnik.

Operation	Autor	Jahr	Follow-up (Jahre)	n	(sehr) gute Ergebnisse (%)	Reflux-Rezidive (%)	Dysphagie > 3 Mon. (%)	gas bloat Syndrom (%)	Komplika-tionen (%)	Letalität (%)
Lig. teres Plastik	Arroyo Guijarro (104)	1989	5	47	95	4,3		0		0
"	Palot (105)	1989	2	100		3,1				2
"	Narbona (106)	1990	15	100	94	6		12		
"	Docobo Durantez (107)	1991	3-15	100	94	5			< 5	0
"	Janssen (32)	1993	1	10		60				
"	Meyer (108)	1994	1	8		62,5				0
L. Lig. teres Plastik	Nathanson (109)	1991		5	100	0	0	0		
"	Kunz (110)	1995	1	40		2,5				0
Angelchik Ring	Angelchik (111)	1979		46	95	30,4	5			
"	Gear (112)	1984	2	26	96	0	39			0
"	Angelchik (113)	1985	5,2	228	98		4,5		1,3	0,4
"	Starling (114)	1987		74	92	25	8			
"	Stuart (20)	1989	3,2	30	77	16	20		13,3	0
"	Kmiot (24)	1991	2	25	60	8	20		16	
"	Hill (34)	1994	7	30	77	22,7	9,1		13,3	
"	Thibault (115)	1994	5-10	63		8	45		24	
"	Maxwell-Armstrong (116)	1997	4,4-11,1	46		2,2	76,1		45,7	

fung eines kleinen Kanals dorsal des Ösophagus auf Höhe des unteren ösophagealen Sphinkters erforderlich ist. Die in der ersten Phase berichteten Komplikationen, vor allem Dislokationen der Prothese und spontane Perforationen in das Magenlumen oder die Dislokation in die freie Bauchhöhle waren häufig durch Konstruktionsfehler der Prothese bedingt [118–121]. Trotz Beseitigung dieses Problems sind auch in der weiteren Anwendung immer wieder Prothesenentfernungen wegen der erheblichen Dysphagierate notwendig geworden [122–129]. Wie Tabelle 5 demonstriert, wurden Rezidivraten bis 30 % und Dysphagieraten bis über 70 % gefunden, entscheidend ist hier die Komplikationsrate, die im Langzeitverlauf Werte bis knapp über 40 % erreichen kann. Auch die laparoskopische Applikation des Ringes änderte nichts an der Nebenwirkungs- und Komplikations-Frequenz, so daß diese Methode insgesamt in Europa nur wenig Anhänger findet.

Auswahl des optimalen Verfahrens

Es gibt keine generelle Empfehlung für die Wahl eines der oben dargestellten Fundoplicationsverfahren als „das optimale Verfahren“. Auch unter denjenigen Chirurgen, die sich sehr intensiv mit dieser Fragestellung beschäftigen, besteht nach wie vor Uneinigkeit über die Auswahlkriterien für die beste refluxverhütende Maßnahme. Einigkeit besteht vielmehr dahingehend, daß die laparoskopische Operationstechnik, unabhängig von der gewählten Operationsmethode, die konventionelle offene Technik in vielen Kliniken als Standardeingriff abgelöst hat bzw. ablösen wird.

Ungebunden von dieser Entwicklung besteht jedoch weiterhin die Diskussion fort, welche Form der Manschette langfristig die besten Ergebnisse garantiert. An vielen Kliniken wird die 360°-Manschettenbildung mit der Nissen-Fundoplicatio in der Regel die Nissen-Rossetti-Version als „Schulmethode“ bei allen Refluxpatienten angewendet [3, 36, 130]. Entscheidende Gründe für diese Kliniken sind die weiterentwickelte und an vielen Zentren bzw. in vielen Studien erprobte Technik, diese ist in der Regel die lockere und kurze Manschette. Der vornehmliche Grund, die partiellen Fundoplicationstechniken abzulehnen, besteht darin, daß diese höhere Raten an Refluxrezidiven haben. Umgekehrt haben einige Autoren, enttäuscht durch schlechte Ergebnisse der Nissen-Version, diese als Schulmethode verlassen und führen eine der partiellen Fundoplicationstechniken als „Schulmethode“ durch [78, 89, 92]. Trotz der Schwierigkeit, die nach Nissen-Fundoplicatio aufgetretenen Langzeitprobleme im Nachhinein ursachengerecht auf eine fehlerhafte Indikationsstellung oder eine operationstechnische Ursache zurückzuführen, riskieren diejenigen Autoren, die eine partielle Fundoplicatio als „Schulmethode“ favorisieren, lieber einen leichten Anstieg ihrer Refluxrezidivrate, als das komplexe Management von unzufriedenen Patienten nach einer schlecht funktionierenden Nissen-Fundoplicatio mit dem Auftreten von neuen Symptomen [13, 69, 79].

Demgegenüber haben andere Arbeitsgruppen das Konzept einer Schulmethode verlassen und wenden sich einem differenzierteren Vorgehen zu. Sie führen bei unterschiedlichen Patienten unterschiedliche Antirefluxoperationstechniken durch [96–100]. Bei einem solchen „tailored concept“ wird die Entscheidung, welche Art der Fundoplicatio angewendet werden soll, von anatomischen Gegebenheiten [96] oder von funktionsdiagnostischen Befunden [97–100] abhängig gemacht. In der Regel wird hier als Standardverfahren die Nissen-Operation bei Patienten mit intakter Ösophagusperistaltik durchgeführt, während bei schlechter Ösophaguspumpleistung einer partielle Fundoplicatio angelegt wird, um die Rate der postoperativen Dysphagie geringer zu halten. Zum gegenwärtigen Zeitpunkt gibt es keine Beweise dafür, daß dieses Konzept Vorteile für die Patienten bietet, allerdings gibt es auch keine Hinweise, daß es Nachteile beinhaltet; die Autoren können sich momentan nur darauf berufen, daß ihre Argumente auf den aktuellen Erkenntnissen zur Pathophysiologie der gastroösophagealen Refluxkrankheit basieren. Die gegenwärtig vorliegenden Auswertungen großer prospektiv dokumentierter Serien zeigen, daß die Ergebnisse der Vollmanschetten mit denen der Halbmanschetten vergleichbar sind [46, 47, 51, 101]. Gleichzeitig liegen Mitteilungen vor, die aufzeigen, daß bei Patienten mit fortgeschrittenen Stadien der Refluxkrankheit partielle Fundoplicationes eine gegenüber vollständigen Manschetten geringere Erfolgsrate bzw. einen schlechteren Langzeiteffekt aufweisen [90, 131].

Weder die klinische Erfahrung, noch die Ergebnisse der angesprochenen Studien haben bisher zeigen können, daß nur eine chirurgische Technik die einzig erfolgreiche Behandlungsart darstellt. Auf der Suche nach günstigen Langzeitergebnissen ist es sicherlich erfolgversprechend, wenn die in den letzten Jahren erarbeiteten pathophysiologischen Kenntnisse als Therapiekonsequenz bei Vorliegen einer Indikation zu einem operativen Vorgehen, sei es laparoskopisch oder konventionell, gezielt eingesetzt werden. Zum Schluß ist nochmals zu betonen, daß bis zum gegenwärtigen Zeitpunkt weder die Durchführung der laparoskopischen Operationstechnik noch der Einsatz eines funktionsdiagnostisch basierten, differenzierten operativen Vorgehens durch kontrollierte Studien abgesichert werden konnten.

Literatur

1. Dallemagne B, Weerts JM, Jehaes C (1991). Laparoscopic Nissen fundoplication: Preliminary reports. Surg Laparosc Endosc 1: 138–143
2. DeMeester TR, Johnson LF (1976) The evaluation of objective measurements of gastroesophageal reflux and their contribution to patient management. Surg Clin North Am 56: 39
3. DeMeester TR, Bonavina L, Abertucci M (1986) Nissen fundoplication for gastroesophageal reflux disease. Evaluation of primary repair in 100 consecutive patients. Ann Surg 204: 19
4. Fuchs KH, Freys SM, Heimbucher J, Thiede A (1993) Erfahrungen mit der laparoskopischen Technik in der Antirefluxchirurgie. Chirurg 64: 317
5. DeMeester TR, Johnson LF, Joseph GJ, Toscano MS, Hall AN, Skinner DB (1976) Patterns of gastroesophageal reflux in health and disease. Ann Surg 184: 459
6. Siewert JR (1978) Operative Behandlung der Refluxkrankheit. Chirurg 49: 137–145
7. Stelzner A, Lierse W (1978) Weitere Untersuchungen zur Insuffizienz des Dehnverschlusses der terminalen Speiseröhre. Langenbecks Arch Chir 436: 177
8. Nissen R (1956) Eine einfache Operation zur Beeinflussung des Refluxösophagitis. Schweiz Med Wochenschr 86: 590
9. Rossetti N, Allgöwer R (1973) Fundoplication of treatment of hiatal hernia. Prog Surg 12: 1
10. Ackermann C, Margreth L, Muller C, Harder F (1988) Das Langzeitresultat nach Fundoplication. Schweiz Med Wochenschr 118: 774
11. Donahue PE, Samelson S, Nyhus LM, Bombeck CT (1985) The floppy Nissen fundoplication (Abstract) Arch Surg 120: A1440
12. Siewert JR, Isolauri J, Feussner H (1989) Reoperation following failed fundoplication. World J Surg 13: 791
13. Cuschieri A, Shimi S, Nathanson LK (1992) Laparoscopic reduction, crural repair, and fundoplication of large hiatal hernia. Am J Surg 163: 425–430
14. Dallemagne B, Weerts JM, Jehaes C, Markiewicz S, et al (1993) Gastroesophageal reflux and hiatal hernia: Laparoscopic surgery. Rev Med Liege 48: 261–269
15. DeMeester TR, Peters JH (1993) Fehler und Gefahren bei der laparoskopischen Antirefluxchirurgie. Chirurg 64: 230–236
16. Negre JB, Makkula HT, Kyrilainen O, Matikainen U (1983) Nissen fundoplication: Results at ten year follow up. Am J Surg 146: 635
17. Ellis FH Jr (1985) Nissen fundoplication. A clinical and manometric assessment of results. In: TR DeMeester, DB Skinner (Hrsg) Esophageal disorders: Pathophysiology and therapy. Raven Press, New York; S 197
18. Shirazi SS, Schulze K, Soper RT (1987) Long-term follow-up for treatment of complicated chronic reflux esophagitis. Arch Surg 122: 548
19. Stipa S, Fegiz G, Iascone C, Paolini A, Moraldi A, deMarchi C, Addario Cieco P (1989) Belsey and Nissen operations for gastroesophageal reflux. Ann Surg 210: 583–589
20. Stuart RC, Dawson K, Keeling P, Byrne PJ, Hennessy TPJ (1989) A prospective randomized trial of Angelchik prosthesis versus Nissen fundoplication. Br J Surg 76: 86
21. Thor KBA, Silander T (1989) A long-term randomized prospective trial of the Nissen procedure versus a modified Toupet technique. Ann Surg 210: 719

22. Mughal MM, Bancewicz J, Marples M (1990) Oesophageal manometry and pH recording does not predict the bad results of Nissen fundoplication. Br J Surg 77: 43
23. Breumelhof R, Smout AJPM, Schyns MWRJ, Bronzwaer PWA, Akkermans LMA, Jansen A (1990) Prospective evaluation of the effects of Nissen fundoplication on gastroesophageal reflux. Surg Gynecol Obstet 171: 115
24. Kmiot WA, Kirby RM, Akinola D, Temple JG (1991) Prospective randomized trial of Nissen fundoplication and Angelchik prosthesis in the surgical treatment of medically refractory gastrooesophageal reflux disease. Br J Surg 78: 1181
25. Lundell L, Abrahamsson H, Magnus R, Sandberg N, Olbe LC (1991) Lower esophageal sphincter characteristics and esophageal acid exposure following partial or 360° fundoplication: Results of a prospective, randomized, clinical study. World J Surg 15: 115
26. Bjerkeset T, Edna TH, Fjosne U (1992) Long-term results after „Floppy“ Nissen/Rossetti fundoplication for gastroesophageal reflux disease. Scand J Gastroenterol 27: 707
27. Martinez de Haro LF, Ortiz A, Parilla P, Garcia Marcilla JA, Aguayo JL, Morales G (1992) Long-term results of Nissen fundoplication in reflux esophagitis without strictures. Dig Dis Sci 37: 523
28. Walker SJ, Holt S, Sanderson CJ, Stoddard CJ (1992) Comparison of Nissen total and Lind partial transabdominal fundoplication in the treatment of gastro-oesophageal reflux. Br J Surg 79: 410
29. Luostarinen M, Isolauri J, Laitinen J, Koskinen M, Keyrilainen O, Markkula H, Lahtinen E, Uusitalo A (1993) Fate of Nissen fundoplication after 20 years. A clinical, endoscopical, and functional analysis. Gut 34: 1015
30. Johansson J, Johnsson F, Joelsson B, Florén, CH, Walther B (1993) Outcome 5 years after 360o fundoplication for gastro-oesophageal reflux disease. Br J Surg 80: 46
31. Luostarinen M (1993) Nissen fundoplication for reflux esophagitis. Long-term clinical and endoscopic results in 109 of 127 consecutive patients. Ann Surg 217: 329
32. Janssen IMC, Gouma DJ, Klemtschitzsch P, van der Heyde MN, Obertop H (1993) Prospective randomized comparison of teres cardiopexy and Nissen fundoplication in the surgical therapy of gastro-oesophageal reflux disease. Br J Surg 80: 875–878
33. Grande L, Toledo-Pimentel V, Manterola C, Lacima G, et al (1994) Value of Nissen fundoplication in patients with gastro-oesophageal reflux judged by long-term symptom control. Br J Surg. 81: 548
34. Hill ADK, Walsh TN, Borger CM, Byrne PJ, Hennessy TPJ (1994) Randomized controlled trial comparing Nissen fundoplication and the Angelchik prosthesis. Br J Surg 81: 72
35. Weerts JM, Dallemagne B, Hamoir E, Demarche M, et al (1993) Laparoscopic Nissen fundoplication: detailed analysis of 132 patients. Surg Laparosc Endosc 3: 359–364
36. Dallemagne B, Weerts JM, Jehaes C, Markiewicz S, Lombard R (1993) Techniques and results of endoscopic fundoplication. Endosc Surg Allied Technol 1: 72–75
37. Cadiere GB, Houben JJ, Bruyns J, Himpens J, Panzer JM, Gelin M (1994) Laparoscopic Nissen fundoplication: technique and preliminary results. Br J Surg 81: 400–403
38. Champault G (1994) Réflux gastro-oesophagien-traitement par laparoscopie. 940 cas, expérience francaise. Ann Chir 48: 159–164
39. Hinder RA, Filipi CJ, Wetscher G, Neary P, DeMeester TR, Perdikis G (1994) Laparoscopic Nissen fundoplication is an effective treatment for gastroesophageal reflux disease. Ann Surg 220: 472–483
40. Jamieson GG, Watson DI, Britten-Jones R, Mitchell PC, Anvari M (1994) Laparoscopic Nissen fundoplication. Ann Surg 220: 137–145
41. Peters JH, Heimbucher J, Kauer WKH, Incarbone R, Bremner CG, DeMeester TR (1995) Clinical and physiologic comparison of laparoscopic and open Nissen fundoplication. J Am Coll Surg 180: 385–393
42. Coster DD, Bower WH, Wilson VT, Butler DA, Locker SC, Brebrick RT (1995) Laparoscopic Nissen fundoplication – a curative, safe, and cost-effective procedure for complicated gastroesophageal reflux disease. Surg Laparosc Endosc 5: 111–117
43. Fontaumard E, Espalieu P, Boulez J (1995) Laparoscopic Nissen-Rossetti fundoplication. First results. Surg Endosc 9: 869–873
44. Gotley DC, Smithers BM, Rhodes M, Menzies B, et al (1996) Laparoscopic Nissen fundoplication – 200 consecutive cases. Gut 38: 487–491
45. Wu JS, Dunnegan DL, Luttmann DR, Soper NJ (1996) The influence of surgical technique on clinical outcome of laparoscopic Nissen fundoplication. Surg Endosc 10: 1164–1170
46. Fuchs KH, Feussner H, Bonavina L, Collard, Coosemans W (1997) Current status and trends in laparoscopic antireflux surgery: results of a consensus meeting. Endoscopy 29: 298–308
47. Perdikis G, Hinder RA, Lund J, Raiser F, Katada N (1997) Laparoscopic Nissen fundoplication: Where do we stand? Surg Laparosc Endosc 7: 117–121
48. Anvari M, Allen C (1998) Laparoscopic Nissen fundoplication. Two-year comprehensive follow-up of a technique of minimal paraesophageal dissection. Ann Surg 227: 25–32
49. Peters JH, DeMeester TR, Crookes P, Oberg Stefan, de Vos Shoop M, Hagen JA, Bremner CG (1998) The treatment of gastroesophageal reflux disease with laparoscopic Nissen fundoplication. Ann Surg 228: 40–50

50. Dallemagne B, Weerts JM, Jehaes C, Markiewicz S (1998) Results of laparoscopic Nissen fundoplication. Hepato Gastroenterol 45:1338–1343
51. Zaninotto G, Molena D, Ancona E (2000) A prospective multicenter study on laparoscopic treatment of gastroesophageal reflux disease in Italy. Surg Endosc 14: 282–288
52. Watson DI, Mitchell P, Game PA; Jamieson GG (1996) Pneumothorax during laparoscopic mobilization of the oesophagus. Aust NZ J Surg 66: 711–712
53. Reid DB, Winning T, Bell G (1993) Pneumothorax during laparoscopic dissection of the diaphragmatic hiatus. Br J Surg 80: 670 (Letter)
54. Joris JL, Chiche JD, Lamy ML (1995) Pneumothorax during laparoscopic fundoplication: diagnosis and treatment with positive end-expiratory pressure. Anesth Analg 81: 993–1000
55. Matkinen MT, Yli-Hankala A, Kansanaho M (1995) Early detection of CO_2 pneumothorax with continuous spirometry during laparoscopic fundoplication. Acta Anaesthesiol Scand 39: 411–413
56. Biswas TK, Smith JA (1993) Laparoscopic total fundoplication: anaesthesia and complications. Anaesth Intensive Care 21: 127–128 (Letter)
57. Baigrie RJ, Watson DI, Game PA, Jamieson GG (1997) Vascular perils during laparoscopic dissection of the oesophageal hiatus. Br J Surg 84: 556–557
58. McKenzie T, Esmore D, Tulloh B (1997) Haemorrhage from aortic wall granuloma following laparoscopic Nissen fundoplication. Aust NZ J Surg 67: 815–816
59. Hinder RA, Filipi CJ (1995) The laparoscopic management of gastroesophageal reflux disease. Adv Surg 28: 41–58
60. Watson DI, Jamieson GG, Devitt PG, Mathew G, et al (1995) Changing strategies in the performance of laparoscopic Nissen fundoplication as a result of experience with 230 operations. Surg Endosc 9: 961–966
61. Watson DI, Baigrie RJ, Jamieson GG (1996) A learning curve for laparoscopic fundoplication. Definable, avoidable, or a waste of time? Ann Surg 224: 198–203
62. Luostarinen ME, Isolauri JO (1999) Surgical experience improves the long-term results of Nissen fundoplication. Scand J Gastroenterol 34:117–120
63. Frantzides CT, Carlson MA (1995) Laparoscopic versus conventional fundoplication. J Laparoendosc Surg 5: 137–143
64. Richards KF, Fisher KS, Flores JH, Christensen BJ (1996) Laparoscopic Nissen fundoplication: cost, morbidity, and outcome compared with open surgery. Surg Laparosc Endosc 6: 140–143
65. Rattner DW, Brooks DC (1995) Patient satisfaction following laparoscopic and open antireflux surgery. Arch Surg 130: 289–294
66. Champault G, Volter F, Rizk N, Boutelier P (1996) Gastroesophageal reflux conventional surgical treatment versus laparoscopy. A prospective study of 61 cases. Surg Laparosc Endosc 6: 434–440
67. Incarbone R, Peters JH, Heimbucher J, Dvorak D, Bremner CG, DeMeester TR (1995) A contemporaneous comparison of hospital charges for laparoscopic and open Nissen fundoplication. Surg Endosc 9: 151–155
68. Belsey R (1977) Mark IV repair of hiatal hernia by the transthoracic approach. World J Surg 1: 475–481
69. Fuchs KH, Heimbucher J, Freys SM, Thiede A (1995) Management of gastro-esophageal reflux disease 1995. Tailored concept o anti-reflux operations. Dis Esoph 7: 250–254
70. Lerut T, Coosemans W, Christiaeus R, Gruwez JA (1990) The Belsey mark IV antireflux procedure. Indications and long-term results. In: Little AG, Ferguson MK, Skinner DP (Hrsg) Diseases of the esophagus, Vol II: Benign diseases. Futura, Mount Kisco/NY, S 181–188
71. Cameron IC, Stodd JE, Treacy PJ, Patterson J, Stoddard CJ (2000) Long-term symptomatic follow-up after lind fundoplication. Br J Surg 87: 362–373
72. Skinner DB, Belsey RHR (1967) Surgical management of esophageal reflux with hiatus hernia: long term results with 1030 cases. J Thorax Cardiovasc Surg 53: 33
73. Orringer, MB, Skinner DB, Belsey RHR (1972) Long term results of the Mark IV operation for hiatal hernia and analyses of recurrences and their treatment. J Thorax Cardiovasc Surg 63: 2
74. Wamsteker H, Lagerberg MA (1990) The Belsey Mark-IV procedure in gastro-esophageal reflux and hiatal hernia. Netherl J Surg 42: 9
75. Vollan G, Stangeland L, Soreide JA, Janssen CW, Svanes K (1992) Long term results after Nissen fundoplication and Belsey Mark IV operation in patients with reflux oesophagitis and stricture. Eur J Surg 158: 357–360
76. Alexiou C, Salama FD, Beggs D, Brackenbury ET, Knowles KR (1999) Comparison of long-term results of total fundoplication gastroplasty and Belsey Mark IV antireflux operations in relation to the severity of oesophagitis. Eur J Cardiothorac Surg 15: 320–326
77. Nguyen NT, Schauer PR, Huston W, Landreneau R, et al (1998) Preliminary results of thoracoscopic Belsey Mark IV antireflux procedure. Surg Laparosc Endosc 8: 185–188
78. Watson A, Jenkinson LR, Bell CS, Barlow AP, Norris TL (1991) A more physiological alternative to total fundoplication for the surgical correction of resistant gastro-oesophageal reflux. Br J Surg 78: 1088–1094
79. Watson A, Spychal RT, Brown MG, Peck N, Callander N (1995) Laparoscopic „physiological" antireflux procedure: preliminary results of a prospective symptomatic and objective study. Br J Surg 82: 651–656
80. Hill LD (1967) An effective operation for hiatal hernia: an eight year appraisal. Ann Surg 166: 681–692

81. Hill LD (1977) Progress in the surgical management of hiatal hernia. World J Surg 1: 425–438
82. Hill LD (1978) Intra-operative measurement of lower esophageal sphincter pressure. J Thorac Cardiovasc Surg 75: 378
83. Csendes A, Korn O, Cortés C (1989) Late subjective and objective evaluations of antireflux surgery in patients with reflux esophagitis. Analysis of 215 patients. Surg 105: 374–382
84. Ribet M, Mensier E, Pruvot FR (1990) Surgical treatment of gastroesophageal reflux by modified Hill's posterior cardiopexy. Apropos of 441 cases. Ann Chir 44: 801–806
85. Civello IM, Brisinda G, Sganga G, De Fazio S, Maria G, Crucitti F (1997) Modified Hill operation vs. Nissen fundoplication in the surgical treatment of gastro-esophageal reflux disease. Hepatogastroenterol 44: 380–386
86. Kraemer SJ, Aye R, Kozarek RA, Hill LD (1994) Laparoscopic Hill repair. Gastrointest Endosc 40: 155–159
87. Aye RW, Hill LD, Kraemer SJ, Snopkowski P (1994) Early results with the laparoscopic Hill repair. Am J Surg 167: 542–546
88. Swanström LL, Hunter JG (1994) Laparoscopic partial fundoplication. In: Minimally invasive surgery of the foregut. Hrsg.: JH Peters, TR DeMeester. QMP, St Louis, S 159–175
89. Mosnier H, Leport J, Aubert A, Kianmanesh R, Sbai Idrissi MS, Guivarc M (1995) A 270 degree laparoscopic posterior fundoplasty in the treatment of gastroesophageal reflux. J Am Coll Surg 181: 220–224
90. Jobe BA, Wallace J, Hansen PD, Swanström LL (1997) Evaluation of laparoscopic Toupet fundoplication as a primary repair for all patients with medically resistant gastroesophageal reflux. Surg Endosc 11: 1080–1083
91. Bell RC, Hanna P, Mills MR, Bowrey D (1999) Patterns of success and failure with laparoscopic Toupet fundoplication. Surg Endosc 13: 1189–1194
92. Franzén T, Boström J, Tibbling Grahn L, Johansson KE (1999) Prospective study of symptoms and gastro-oesophageal reflux 10 year after posterior partial fundoplication. Br J Surg 86: 956–960
93. Vara-Thorbeck R, Morales OI, Guerrero JA, Ruiz-Morales M, Salvi M, Vara C (1989) Evaluation of Toupet antireflux operation, by means of gastrooesophageal scintiscan. Zentralbl Chir 114: 722–729
94. Patti MG, De Bellis M, De Pinto M, Bhoyrul S, et al (1997) Partial fundoplication for gastroesophageal reflux. Surg Endosc 11: 445–448
95. Gadenstätter M, Klingler A, Prommegger R, Hinder RA, Wetscher GJ (1999) Laparoscopic partial posterior fundoplication provides excellent intermediate results in GERD patients with impaired esophageal peristalsis. Surg 126: 548–552
96. Cuschieri A, Hunter J, Wolfe B, Swanstrom LL, Hutson W (1993) Multicenter prospective evaluation of laparoscopic antireflux surgery. Surg Endosc 7: 505–510
97. Wetscher GJ, Glaser K, Wieschemeyer T, Gadenstätter M (1997) Tailored antireflux surgery for gastroesophageal reflux disease: effectiveness and risk of postoperative dysphagia. World J Surg 21: 605–610
98. McKernan JB, Champion JK (1998) Minimally invasive antireflux surgery. Am J Surg 175:271–276
99. Kleimann E, Halbfaß HJ (1999) Laparoskopische Antirefluxchirurgie bei gastrooesophagealer Refluxkrankheit. Chirurg 70: 456–463
100. Peters JH, Kauer W, DeMeester TR, Heimbucher J, Ireland AP, Bremner CG (1995) Optimal surgical therapy for gastro-oesophageal reflux disease requires a tailored surgical approach. J Thorac Cardiovasc Surg 7: 141–146
101. Lundell L, Abrahamsson H, Ruth M, Rydberg L, Lönroth H, Olbe LC (1996) Long-term results of a prospective randomized comparison of total fundic wrap (Nissen-Rossetti) or semifundoplication (Toupet) for gastro-oesophageal reflux. Br J Surg 83: 830–835
102. Laws HL, Clements RH, Swillie CM (1997) A randomized, prospective comparison of the Nissen fundoplication versus the Toupet fundoplication of gastroesophageal reflux disease. Ann Surg 225: 647–654
103. Rydberg L, Ruth M, Abrahamsson H, Lundell L (1999) Tailoring antireflux surgery: a randomized clinical trial. World J Surg 23: 612–618
104. Arroyo Guijarro A, Parti Palanca V, Espino Santa Irene J, Carbonell Valer C, Sanso Vergeli P (1989) Treatment of hiatal hernia and gastroesophageal reflux using pexis of the round ligament by the Narbona technic. Rev Esp Enferm Apar Dig 76: 31–34
105. Palot JP, Delattre JF, Plet H, Avisse C, Cazabat A (1989) Cardiopexy using the umbilical ligament of the liver in the treatment of gastro-esophageal reflux. Results of experience with 100 cases. J Chir 126: 13–23
106. Narbona B, Olavarrieta L, Lloris JM, de Lera F, Calvo MA (1990) Treatment of gastroesophageal reflux by pexis to the round ligament. Report of 100 operated patients followed-up for 16 to 23 years. Chir 116: 201–210
107. Docobo Durantez F, Fernandez Dovale M, Lozano Crivell M, Gomez Bravo M, Del Alamo Juzgado C, Fernandez Martin M (1991) The long-term results of the surgical treatment of gastroesophageal reflux by the pexis of the round ligament. Rev Esp Enferm Dig 79: 177–180
108. Meyer C, De Manzini N, Rohr S, Thiry CL, Perraud V (1994/1995) Laparoscopic treatment of gastroesophageal reflux. Cardiopexia with the round ligament versus Nissen's type fundoplication. Chir 120: 107–112
109. Nathanson LK, Shimi S, Cuschieri A (1991) Laparoscopic ligamentum teres (round ligament) cardiopexy. Br J Surg 78: 947–951

110. Kunz W, Usmiani J, Wilker DK (1995) Die laparoskopische Ligamentum-teres-Plastik. Zentralbl Chir 120: 694–701
111. Angelchik JP, Cohen R (1979) A new surgical procedure for the treatment of gastroesophageal reflux and hiatal hernia. Surg Gynecol Obstet 148: 246–248
112. Gear MWL, Gillison WE, Dowling BL (1984) Randomized prospective trial of Angelchik antireflux prosthesis. Br J Surg 71: 681
113. Angelchik JP, Angelchick PD (1995) Use of a prosthetic device to control gastroesophageal reflux. In: International trends in general thoracic surgery. Benign esophageal disease, Vol 3. Hrsg: TR DeMeester, HR Matthews. Mosby, St Louis, S 147
114. Starling JR (1987) Evaluation of the Angelchik prosthesis. In: Reflux esophagitis and the Angelchik prosthesis. Hrsg: JR Starling. Elsevier, New York, S 93
115. Thibault C, Marceau P, Biron S, Bourque RA; Belan L, Potvin M (1994) The Angelchik antireflux prosthesis: long-term clinical and technical follow-up. Can J Surg 37: 12–17
116. Maxwell-Armstrong CA, Steele RJC, Amar SS, Evans D, et al (1997) Long-term results of the Angelchik prosthesis for gastro-oesophageal reflux. Br J Surg 84: 862–864
117. Narbona-Arnau B (1989) The sling approach to the treatment of reflux peptic esophagitis. In: Hernia, 3rd ed. Hrsg: LM Nyhus, RE Condon. Lippincott, Philadelphia; S 668
118. Ritchie PD, Milkins R, Fleming EL, Nott D (1987) The Angelchik prosthesis: results and complications. Aug NZ J Surg 57: 621–625
119. Leguit P Jr, Hagen WB, Laarman J (1987) The Angelchik anti-reflux prosthesis and postoperative dysphagia. Neth J Surg 39: 86–89
120. Kozarek RA, Brayko CM, Sanowski RA; Grobe JL, et al (1985) Evaluation of Angelchik antireflux prosthesis. Long-term results. Dig Dis Sci 30: 723–732
121. Durrans D, Armstrong CP, Taylor TV (1985) The Angelchik anti-reflux prosthesis – some reservations. Br J Surg 72: 525–527
122. Wale RJ, Royston CM, Bennett JR, Buckton GK (1985) Prospective study of the Angelchik anti-reflux prosthesis. Br J Surg 72: 520–524
123. Powers BJ, Navarro FA, Benjamin SB, Cattau EL Jr (1987) Angelchik antireflux prosthesis associated with pericarditis and complete transmural migration. Gastrointest Endosc 33: 111–113
124. Perez de Diego y Martinez IJ, Merino Angulo J, Alba Rojo A, Casas Fernandez de Tejerina JM (1988) Intragastric penetration of an Angelchik prosthesis. Rev Esp Enferm Apar Dig 73: 699–700
125. Massaioli N, Bertero D, Buzio M, Mecozzi B, Albertino B, Mosca A (1999) Endogastric migration of an Angelchik prosthesis. A case report and review of the literature. Minerva Chir 45: 189–194
126. Purkiss SF, Argano VA, Kuo J, Lewis CT (1992) Oesophageal erosion of an Angelchik prosthesis: surgical management using fundoplication. Eur J Cardiothorac Surg 6: 517–518
127. Demmy TL, Caron NR, Curtis JJ (1994) Severe dysphagia from a Angelchik prosthesis: futility of routine esophageal testing. Ann Thorac Surg 57: 1660–1661
128. Souka H, Karanjia ND (1995) Endoscopic removal of an Angelchik prosthesis after migration through the gastro-oesophageal junction. Endoscopy 27: 464
129. Underwood RA, Weinstock LB, Soper NJ, Quasebarth MA, Brunt LM (1999) Laparoscopic removal of an Angelchik prosthesis. Surg Endosc 13: 615–617
130. Siewert JR, Feussner H, Walker, SJ (1992) Fundoplication: how to do it? Peri-esophageal wrapping as a therapeutic principle in gastro-esophageal reflux prevention. World J Surg: 16: 326
131. Horvath KD, Jobe BA, Herron DM, Swanström LL (1999) Laparoscopic Toupet fundoplication is an inadequate procedure for patients with severe reflux disease. J Gastrointest Surg 3: 583–591

Randomisierte Studien zur Antirefluxchirurgie

Martin Fein

Die Zahl der Antirefluxoperationen hat in den letzten Jahren deutlich zugenommen. Gründe hierfür sind u.a. die größere Akzeptanz von Seiten der Patienten durch den minimal invasiven Zugang, die Erkenntnis in der Gastroenterologie, daß die Antirefluxchirurgie auch nach Einführung der Protonenpumpenblocker eine wirksame und kostengünstige Alternative zur lebenslangen Therapie bietet, und die zunehmenden Erfahrungen in der Chirurgie bezüglich der Indikationsstellung und dem operativen Vorgehen. Vor dem Hintergrund der zunehmenden Operationsfrequenz und im Hinblick auf die vielfältigen operativen Möglichkeiten der Antirefluxchirurgie, die in diesem Buch erläutert werden, können die Ergebnisse randomisierter Studien zur Antirefluxchirurgie Hinweise für eine evidenz-basierte Indikationsstellung und Auswahl des Operationsverfahrens geben.

Im ersten Abschnitt wird die Antirefluxchirurgie der konservativen Therapie gegenübergestellt, im zweiten Abschnitt wird der konventionelle Zugangsweg mit dem laparoskopischen verglichen und im dritten Abschnitt werden verschiedene Operationstechniken bewertet.

Studien zum Vergleich der konservativen Therapie mit der Antirefluxchirurgie

Die Ergebnisse der randomisierten Studien zum Vergleich der konservativen Therapie mit der Antirefluxchirurgie werden in der Tabelle 1 zusammengefaßt. In der Studie von Spechler et al. [1] wurden Refluxpatienten mit Nachweis einer Ösophagitis oder eines Barrett-Ösophagus im Zeitraum zwischen 1986 und 1989 therapiert. Es erfolgte eine Randomisierung in drei Arme: 1. Kontinuierliche medikamentöse Therapie, 2. Medikamentöse Therapie bei Bedarf und 3. Antirefluxchirurgie. Als Ergebnis dieser Studie ergab sich eine eindeutige Überlegenheit des operativen Vorgehens sowohl hinsichtlich der Kontrolle der Krankheitssymptome als auch der Remission der Ösophagitis. Mit der Einführung der Protonenpumpenblocker wurde die medikamentöse Therapie der Refluxkrankheit jedoch wesentlich verbessert. Beispielsweise zeigte der randomisierte Vergleich von Vigneri et al. [2] eine signifikant bessere Wirksamkeit von Omeprazol bereits in Standarddosierung im Vergleich zu Ranitidin. Insofern können die Ergebnisse der Studie von Spechler nicht mehr für die Indikationsstellung zur Antirefluxchirurgie herangezogen werden. In diesem Jahr wurden von Spechler interessante Ergebnisse in Bezug auf den Langzeitverlauf der Patien-

Tabelle 1 Randomisierte Studien zum Vergleich der konservativen Therapie mit der Antirefluxchirurgie

Autor, Jahr	Patientenkollektiv	Zeitraum	Gruppen (N)	Ergebnisse		
				Krankheitsaktivitätsindex	**Ösophagitis**	**Langzeitüberleben** (alle Todesursachen)
Spechler et al., 1992 [1]	Refluxpatienten mit Ösophagitis oder Barrett	7/86-11/89	Antazida + H_2-Blocker kontinuierlich (77) vs.	87 ± 2	2,0 ± 0,1	} 72%
			Antazida + H_2-Blocker bei Bedarf (88) vs.	88 ± 2	2,3 ± 0,1	
			Konv. Fundoplicatio nach Nissen (82)	78 ± 2 (1 Jahr; p < 0,03)	1,4 ± 0,2 (1 Jahr; p < 0,03)	60% (12 Jahre; p < 0,05)
				Refluxrezidive (N)	**Ösophagitis (N)**	**Dysplasie**
Ortiz et al., 1996 [4]	Refluxpatienten mit Barrett	1/82-1/93	H_2-Blocker oder PPI kontinuierlich (27) vs.	3 (11%)	7 (26%)	6 (22%)
			Konv. Fundoplicatio nach Nissen (32)	3 (9%) (4 Jahre, n.s.)	1 (3%) (4 Jahre, p <0,05)	1 (3%) (4 Jahre, p <0,05)
				Refluxrezidive (N)	**Refluxrezidive bei PPI-Dosisanpassung**	**Lebensqualität**
Lundell et al., 2000[8]	Refluxpatienten mit Ösophagitis oder Barrett	?	PPI kontinuierlich (155) vs.	62/139 (45%)		
			Konv. Antirefluxchirurgie (144)	32/129 (25%) (3 Jahre, p < 0,002)	keine signifikanten Unterschiede	keine signifikanten Unterschiede
				Score pH-Metrie	**Symptomenscore**	**Lebensqualität**
Mahon et al., 2000 [9]	Refluxpatienten mit mind. 6 Monaten Anamnesedauer	6/97-11/99	PPI kontinuierlich (67) vs.	-14 ± 23 (relativ zur Erstuntersuchung!)	−1,4 ± 1,6 (relativ zur Erstuntersuchung!)	−4 ± 19 (relativ zur Erstuntersuchung!)
			Lap. Fundoplicatio nach Nissen (67)	-25 ± 19 (3 Monate, p < 0,01)	−2,6 ± 2,0 (3 Monate, p < 0,001)	−14 ± 24 (3 Monate, p < 0,001)

ten aus seiner Studie präsentiert [3]. Das Durchschnittsalter der Patienten betrug zum jetzigen Zeitpunkt 70 Jahre. Überraschenderweise war das Langzeitüberleben bei den operierten Patienten signifikant schlechter als das der medikamentös therapierten Patienten. Ursächlich waren hier keine krankheitsspezifischen Todesursachen wie beispielsweise das Barrett-Karzinom, sondern z. B. kardiale Todesursachen. Hier wurde von den Autoren spekuliert, daß diese Unterschiede darauf zurückzuführen seien, daß nach einer Operation ein ‚normaler' Lebensstil möglich ist, während bei der konservativen Therapie Einschränkungen hinsichtlich der Ernährungsgewohnheiten, Rauchen und Alkohol erforderlich sind. Hierdurch erhöhe sich z. B. das kardiale Risiko. Dieses langfristige Risiko sollte jedoch kein Argument gegen die Durchführung einer Operation sein. Vielmehr liegt nahe, daß durch die Operation ein Lebensqualitätsvorteil tatsächlich erreicht werden kann. Selbstverständlich ist besonders den operierten Patienten ein ‚gesunder' Lebensstil zu empfehlen.

Die Studie von Ortiz et al. [4] war auf den Vergleich der medikamentösen mit der operativen Therapie bei Patienten mit Barrett-Ösophagus fokussiert. Die operative Therapie erfolgte in allen Fällen als konventionelle Nissen-Fundoplikatio, wobei bei zwei Patienten eine Verlängerung des Ösophagus nach Collis erforderlich war. Für die medikamentöse Therapie standen lediglich im letzten Behandlungsjahr Protonenpumpenblocker zur Verfügung. In beiden Gruppen konnte bei ca. 90 % der Patienten eine gute Kontrolle der Refluxsymptome erreicht werden. Signifikante Unterschiede fanden sich hinsichtlich der Ausprägung der Ösophagitis und auf der Entwicklung einer Dysplasie im Barrett-Ösophagus, wobei die Karzinominzidenz in beiden Gruppen gleich war. In epidemiologischen Studien wurde dokumentiert, daß die beste Barrett-Karzinom-Prophylaxe durch eine gute Kontrolle des Refluxes erreicht wird. Hierzu sind bei der konservativen Therapie jedoch häufig hohe Dosierungen von Protonenpumpenblockern erforderlich [5, 6], die in der Studie von Ortiz et al. jedoch nicht zur Anwendung kamen. Insofern können die in dieser Studie beschriebenen Vorteile für die Antirefluxchirurgie aufgrund der nicht optimalen medikamentösen Therapie kein ausreichendes Argument für eine generelle Empfehlung der Antirefluxchirurgie bei Patienten mit Barrett-Ösophagus als Karzinomprophylaxe liefern. Sollte diese Frage unter Anwendung aktueller Therapiestandards, d. h. mit hochdosierter Protonenpumpenblockertherapie und der laparoskopischen Antirefluxoperation in randomisierten Studien untersucht werden, so wären aufgrund der niedrigen Karzinominzidenz von 1 pro 200 Patientenjahren [7] sehr große Patientenzahlen erforderlich.

Im Gegensatz zu den beiden vorangegangenen Studien wurde in der Studie von Lundell et al. [8] die aktuelle medikamentöse Therapie eingesetzt. Diese Studie zeichnet sich auch durch eine große Patientenzahl und durch ihr Design als Multicenterstudie mit 16 teilnehmenden Krankenhäusern aus. Die Ergebnisse entsprechen somit nicht denen eines spezialisierten Zentrums, sondern spiegeln vielmehr einen generell erreichbaren Standard wider. Anzumerken ist jedoch, daß alle Patienten konventionell operiert wurden. Für die Auswertung wurden sehr strikte Kriterien des Therapieerfolges angewendet. Erfolgte der Vergleich der beiden Gruppen unter Berücksichtigung der initialen Protonenpumpenblockerdosierung, so fand sich in Bezug auf die Häufigkeit von Refluxrezidiven ein eindeutiger Vorteil für die operative Therapie. Dieser Vorteil verschwand jedoch, wenn eine notwendige Dosisanpassung auf 40 oder 60 mg Omeprazol nicht als Therapieversagen bewertet wurde. Als operationstypische Folgen wurde eine vermehrte Flatulenz und bei einigen Patienten die Unfähigkeit zum Aufstoßen und Erbrechen beobachtet. Diese Symptome wurden von den Patienten jedoch in der Regel als unproblematisch bewertet, so daß die Lebensqualität letztlich in beiden Gruppen

Tabelle 2 Randomisierte Studien zum Vergleich der konventionellen mit der laparoskopischen Antirefluxchirurgie

Autor, Jahr	Patientenkollektiv	Zeitraum	Konv. vs. Lap. N	Ergebnisse			
				Krankenhaustage	**Krankschreibung**	**Symptomfreiheit**	**pH-Metrie normal**
Laine et al., 1997 [10]	Refluxpatienten mit Ösophagitis oder Barrett	4/92-6/95	55 vs. 55	6,4 (4-15) 3,2 (2-5)	37 (20-60) 15 (3-27)	70% 83% (1 Jahr, n.s.)	68% 97% (1 Jahr, p < 0,005)
				Morbidität (N)	**Dysphagie (N)**	**Refluxrezidiv (N)**	**Intrathorakale Hernierung (N)**
Bais et al., 2000 [11]	Refluxpatienten, die PPI benötigen	1/97-8/98 Studienabbruch !	46 vs. 57	10 (21%) 6 (11%) (n.s.)	0 7 (12%) (3 Monate, p < 0,02)	1 (2%) 2 (4%) (3 Monate, n.s.)	0 2 (4%) (3 Monate, n.s.)
				Analgesie (Morphin mg)	**Lungenfunktion (Vitalkapazität)**	**Krankenhaustage**	**Krankschreibung (Tage)**
Nilsson et al., 2000 [12]	Refluxpatienten	4/95-12/97	30 vs. 30	67 (0 – 360) 34 (0 – 216)	2,2 (1,3 – 3,9) 3,2 (1,5 – 5,7) (p < 0,01)	3 (2-10) 3 (2-6) (p < 0,05)	32 (13-139) 27 (7-126) (n.s.)

vergleichbar war. Vor dem Hintergrund ähnlicher Ergebnisse in beiden Gruppen können keine eindeutigen Kriterien für die Indikationsstellung zur Antirefluxchirurgie abgeleitet werden. Vielmehr sollte die Therapieentscheidung nach ausführlicher Aufklärung besonders die persönlichen Präferenzen des Patienten berücksichtigen. Die Entscheidung medikamentöse oder operative Therapie sollte letztlich in enger Kooperation zwischen dem Patienten, dem Gastroenterologen und dem in der Antirefluxchirurgie erfahrenen Chirurgen getroffen werden. Anhand des Vergleiches der konventionellen mit der laparoskopischen Chirurgie im nächsten Abschnitt wird deutlich werden, daß diese Grundsätze auch bei Anwendung der laparoskopischen Antirefluxchirurgie gelten.

In der Studie von Mahon et al. [9] wird die laparoskopische Fundoplicatio nach Nissen mit der Protonenpumpenblockertherapie verglichen. Diese Studie dauert zur Zeit noch an und die Ergebnisse liegen bisher nur in Abstraktform vor. In der Auswertung nach drei Monaten wurde hinsichtlich der Refluxkontrolle und der Lebensqualität ein deutlicher Vorteil für die Antirefluxchirurgie gezeigt. Eine Bewertung dieser Studie ist jedoch erst bei Vorliegen der detaillierten Ergebnisse und nach einer längeren Nachbeobachtungszeit möglich.

Als Schlußfolgerung aus den randomisierten Studien zum Vergleich der konservativen Therapie mit der Antirefluxchirurgie ergibt sich somit zur Zeit, daß beide Therapieformen mit gutem Ergebnis eingesetzt werden können. Die Indikationsstellung zur Antirefluxchirurgie sollte daher in besonderem Maße die Präferenzen des einzelnen Patienten berücksichtigen.

Studien zum Vergleich der konventionellen mit der laparoskopischen Antirefluxchirurgie

Durch das verringerte Zugangstrauma erscheinen laparoskopische Operationen vor allem aus der Sicht der Patienten sehr attraktiv. Die Bedeutung des Zugangsweges für die Ergebnisse nach Antirefluxchirurgie wurde bisher in drei randomisierten Studien untersucht (Tabelle 2).

In der Studie von Laine et al. [10] wurde bei allen Patienten eine Fundoplicatio nach Nissen angelegt. Eine Hiatoplastik und eine Mobilisierung des Fundus erfolgte nur in Ausnahmefällen. Zum damaligen Zeitpunkt war die Operationszeit bei der laparoskopischen Fundoplicatio ca. 30 Minuten länger als für die konventionelle Operation. Die Morbidität unterschied sich nicht. Signifikante Unterschiede bestanden für die Dauer des Krankenhausaufenthaltes und die Dauer der Krankschreibung. In der Follow-up-Untersuchung nach einem Jahr zeigte sich, daß 70 bzw. 83 % der Patienten symptomfrei waren. In der pH-Metrie ergab sich für die laparoskopisch operierten Patienten ein signifikanter Vorteil. Dies ist ein Hinweis darauf, daß laparoskopisch eine höhere Kompetenz des gastroösophagealen Übergangs erreicht wurde, ohne daß sich in dieser Studie die Dysphagierate unterschied.

Im Gegensatz hierzu stehen die Ergebnisse der Studie von Bais et al. [11]. Diese Multicenterstudie mußte aufgrund einer signifikant höheren Dysphagierate in der Gruppe mit laparoskopischer Nissen-Fundoplicatio abgebrochen werden. Aus diesem Ergebnis kann jedoch sowohl im Hinblick auf die anderen randomisierten Studien als auch im Vergleich mit den Ergebnissen vieler anderer Kliniken nicht abgeleitet werden, daß das laparoskopische Vorgehen nicht zu empfehlen ist. Vielmehr wird in dieser Studie deutlich, daß die laparoskopische Fundoplicatio erhebliche Anforderung an die Technik mit einer langen Lernkurve stellt und daß diese Operation mit gutem Ergebnis nur in dafür spezialisierten Zentren angeboten werden kann. Im Hinblick auf die im dritten Abschnitt dargestellten Ergebnisse scheint neben der fehlenden Operationserfahrung ein wesentlicher Fehler die Anlage der Manschette ohne Bougie zu sein.

Die Studie von Nilsson et al. [12] zum Vergleich der konventionellen mit der laparoskopischen Antirefluxchirurgie zeichnet sich durch ein exzellentes Design aus. Aufgrund der Tatsache, daß durch die Kenntnis des operativen Vorgehens die Ergebnisse subjektiv mit Sicherheit beeinflußt werden, erhielten alle Patienten unabhängig vom Vorgehen einen das gesamte Abdomen abdeckenden Verband, so daß weder der Patient noch das Pflegepersonal über das tatsächliche Vorgehen informiert waren. Zum Zeitpunkt der Krankschreibung kannte auch der weiterbehandelnde Arzt nicht den gewählten Zugangsweg. Unter diesen Voraussetzungen sprach für die laparoskopische Fundoplicatio ein signifikant geringerer Schmerzmittelverbrauch, eine bessere postoperative Lungenfunktion und ein kürzerer Krankenhausaufenthalt. Im Gegensatz zu der Studie von Laine et al. waren die Unterschiede in der Dauer der Krankschreibung nicht signifikant. Follow-up-Daten dieser Studie wurden noch nicht publiziert.

Zusammenfassend konnten somit in zwei Studien deutliche Vorteile für die laparoskopische Fundoplicatio nachgewiesen werden. Die Studie von Bais et al. verdeutlichte jedoch, daß eine besondere Expertise für die Durchführung der laparoskopischen Operation erforderlich ist. Sofern diese Erfahrungen ausgewiesen werden können, ist eindeutig das laparoskopische Vorgehen zu empfehlen.

Studien zum Vergleich verschiedener Operationstechniken in der Antirefluxchirurgie

Zum Vergleich verschiedener Manschettengrößen in der konventionellen Antirefluxchirurgie liegen die meisten randomisierten Studien vor (Tabelle 3a). In diesen Studien wurde lediglich in der ersten Studie bei relativ kleiner Fallzahl ein besseres Ergebnis für die Vollmanschette nach Nissen beobachtet [13]. In allen anderen Studien waren die Rezidivquoten auch für Nachbeobachtungszeiten von bis zu 5 Jahren für die Teil- oder Vollmanschette ähnlich [14–19]. Interessanterweise unterschied sich auch die Dysphagierate nicht. Allerdings kam die größere Kompetenz des gastroösophagealen Übergangs nach Nissen-Fundoplicatio teilweise in einer vermehrten Flatulenz, Völlegefühl und ‚Gas Bloat' zum Ausdruck. Diese Begleiterscheinungen der Nissen-Fundoplicatio würden bei ähnlicher Rezidivquote prinzipiell die Teilmanschette favorisieren. Hierbei gilt es jedoch zu bedenken, daß sowohl in Langzeitstudien, als auch bei Patienten mit besonders ausgeprägter Refluxkrankheit in nicht randomisierten Studien eine bessere Wirksamkeit der Vollmanschette nach Nissen dokumentiert wurde [20]. Interessant wären diesbezüglich weitere Follow-up-Untersuchungen der gezeigten, randomisierten Studien und ggf. eine auf spezielle Patientengruppen fokussierte Auswertung wie z.B. Patienten mit long-segment Barrett. In der Studie von Csendes et al. [19] wurde dies realisiert. Ein Nachteil dieser Studie ist jedoch der lange Beobachtungszeitraum, innerhalb dessen sicherlich viele wesentliche Änderungen der Operationstechnik erfolgten. Bei der Bewertung dieser Studien ist auch zu berücksichtigen, daß das konventionelle Vorgehen, wie oben erläutert, nicht mehr als das Standardverfahren angesehen werden kann.

Zusammenfassend kann aus den randomisierten Studien zum Vergleich der Vollmanschette mit der Teilmanschette in der konventionellen Antirefluxchirurgie keine allgemeine Empfehlung für das operative Vorgehen abgeleitet werden. Aufgrund der möglichen Folgen einer ungünstig angelegten Vollmanschette sollte bei noch geringer Erfahrung in der Antirefluxchirurgie eher eine Teilmanschette angelegt werden. Kann in der Nachbeobachtung der eigenen Patienten nach Nissen-Fundoplicatio eine niedrige Inzidenz von Begleitsymptomen wie ‚Gas Bloat' erreicht werden, so kann im Hinblick auf die in nicht randomisierten Studien beobachtete bessere Langzeitwirkung die Anwendung einer Vollmanschette empfohlen werden.

Zum Vergleich der Vollmanschette mit der Teilmanschette in der laparoskopischen Antirefluxchirurgie liegen bisher drei Studien vor (Tabelle 3b). In der Studie von Laws et al. [21] wurde nach laparoskopischer Mobilisierung der großen Kurvatur entweder eine Fundoplicatio nach Nissen oder nach Toupet angelegt. Intra- und perioperativ ergaben sich keinerlei Unterschiede. Auch die Patientenbeurteilung mit Hilfe des Visick-Scores im Median nach zwei Jahren erbrachte ähnliche Ergebnisse. Die Aussagekraft dieser Studie wird jedoch durch eine geringe Fallzahl sehr limitiert. Auffällig war auch, daß wichtige Fragen wie z.B. die Möglichkeit des Aufstoßens zwar erfragt, die Ergebnisse aber nicht dargestellt wurden.

Wesentlich aussagekräftiger sind die Ergebnisse der Studie von Watson et al. [22], in der die Nissen-Fundoplicatio mit einer vorderen Hemifundoplikatio verglichen wurde. In dieser Studie wurde der Patient selbst und der Nachuntersucher nicht über die tatsächlich durchgeführte Operation informiert. Ausschlußkriterien waren ausgeprägte Motilitätsstörungen im Ösophagus wie z. B. ein amotiler Ösophagus, vorangegangene Operationen am Magen und simultan durchgeführte weitere Operationen wie z. B. eine Cholezystektomie. Auch in dieser Studie waren die intra- und perioperativen Ergebnisse ähnlich. Nachuntersuchungen erfolgten nach 1, 3 und 6 Monaten. Hier zeigte sich nach Nissen-Fundoplicatio ein höherer Sphinkterdruck, die

Säureexposition und die Häufigkeit einer Ösophagitis unterschieden sich jedoch nicht. Ein signifikant besseres Ergebnis für die vordere Hemifundoplicatio fand sich in Bezug auf die Dysphagie für feste Speisen, in der subjektiven Einschätzung des Operationsergebnisses und im Visick-Grading. Somit wurde in dieser Studie für die laparoskopische Hemifundoplicatio bei guter Refluxkontrolle nach 6 Monaten ein besseres klinisches Ergebnis dokumentiert. Bezüglich der bereits diskutierten Wirksamkeit der Teilmanschette auf längere Sicht liegen bisher jedoch keine Daten aus randomisierten Studien vor.

In der Studie von Fibbe et al. [23] wurde ebenfalls ein großes Patientenkollektiv randomisiert nach Nissen oder Toupet fundopliziert und 4 Monate postoperativ ausgewertet. In dieser Arbeit wurden die Ergebnisse bezüglich Motilitätsstörungen des Ösophagus stratifiziert. Auch in dieser Studie wurden ähnliche Ergebnisse in beiden Gruppen erzielt, wobei durch die Pumpfunktion des Ösophagus die Ergebnisse nicht verändert wurden. Daher kann schlußgefolgert werden, daß eine präoperative festgestellte Motilitätsstörung des Ösophagus unabhängig von der Operationstechnik das postoperative Ergebnis nicht beeinflußt. Allerdings berichteten auch in dieser Studie signifikant mehr Patienten nach Nissen-Fundoplicatio über eine Dysphagie. Auffällig ist auch die sehr hohe Rezidivrate in beiden Gruppen.

Zusammenfassend zeigen sich in den Studien zur Frage der laparoskopischen Voll- oder Teilmanschette sehr ähnliche Ergebnisse wie in den Studien mit konventioneller Operationstechnik. Innerhalb des ersten halben Jahres wird eine vergleichbar gute Refluxkontrolle auch mit einer Teilmanschette erreicht. Die Inzidenz von postoperativen Beschwerden, die auf eine Überkompetenz der Vollmanschette zurückzuführen sind, sind bei der Teilmanschette geringer. Aus diesem Grund sind auch die Schlußfolgerungen aus diesen Studien sehr ähnlich: Die Anlage einer laparoskopischen Vollmanschette nach Nissen bedarf einer besonderen operativen Erfahrung. Gegenwärtig kann die Durchführung dieser Operation nur durch die Ergebnisse nicht randomisierter Studien gerechtfertigt werden, in denen sich eine bessere Langzeitwirkung zeigte.

In weiteren randomisierten Studien wurden verschiedene Operationstechniken speziell für eine optimale Durchführung der Nissen-Fundoplicatio untersucht (Tabelle 4). In der Studie von Peillon et al. [24] wurde untersucht, ob es sinnvoll ist, den Vagus innerhalb oder außerhalb der Manschette zu plazieren. Theoretisch bietet die Lage außerhalb der Manschette eine zusätzliche Fixierung der Manschettenlocalisation, sie birgt jedoch ein höheres Risiko einer Vagusverletzung. In dieser Studie ergab sich, allerdings bei kleiner Fallzahl, kein Unterschied bezüglich der Symptome, der pH-Metrie und der Magenentleerung drei Monate nach der Operation, sodaß bezüglich der günstigsten Lokalisation des Vagus keine Empfehlungen abgeleitet werden können.

In zwei Studien wurde der Frage nachgegangen, ob es erforderlich ist, bei der Nissen-Fundoplicatio die große Kurvatur zu mobilisieren. In einer Studie wurde laparoskopisch operiert [25], in der anderen konventionell [26]. In der ersten Studie fanden sich keinerlei Unterschiede. Bei der konventionellen Operationstechnik wurde nach Fundusmobilisierung häufiger eine intrathorakale Hernierung der Manschette beobachtet, wobei in dieser Studie prinzipiell keine Hiatoplastik angefertigt worden war. Gemäß dieser Studien sollte eine Mobilisierung der großen Kurvatur nicht erforderlich sein. Diesbezüglich gilt es jedoch zu beachten, daß in keiner dieser Studien die posterioren Anteile des Magenfundus mobilisiert worden waren. In nicht randomisierten Studien wurde durch diese erweiterte Mobilisierung eine deutliche Reduzierung der Dysphagierate nach Nissen-Fundoplicatio erreicht [27]. Möglicherweise sollte diese Modifikation des operativen Vorgehens erneut in einer randomisierten Studie untersucht werden.

Kürzlich publiziert wurden die Ergebnisse einer Studie von Patterson et al. [28] über die

Tabelle 3a Studien zum Vergleich verschiedener Operationstechniken in der konventionellen Antirefluxchirurgie: Vollmanschette vs. Teilmanschette

Autor, Jahr	Zeitraum	N	Ergebnisse			
			Refluxsympt.	**pH-Metrie normal**	**Dysphagie**	
DeMeester et al., 1974 [13]	?	15 vs.	0%	100%	0	
		15 (Hill) vs.	53%	80%	0	
		15 (Belsey)	20%	60%	0	
			(5 Monate, p < 0,05)	(5 Monate, n.s.)	(6 Monate, n.s.)	
			Regurgitation (N)	**Ösophagitis Grad 0**	**Dysphagie (N)**	**Ergebnis sehr gut/gut (N)**
Thor et al., 1989 [14]	?	12 vs.	2 (18%)	9 (75%)	4 (33%)	8 (67%)
		19 (Toupet)	3 (16%)	15 (79%)	2 (11%)	18 (95%)
			(5 Jahre, n.s.)	(5 Jahre, n.s.)	(5 Jahre, n.s.)	(5 Jahre, n.s.)
			Sodbrennen (N)	**Gas Bloat (N)**	**Dysphagie (N)**	**pH-Metrie normal**
Walker et al., 1992 [15]	?	26 vs.	4 (15%)	9 (35%)	2 (8%)	100%
		26 (Toupet)	0 (0%)	4 (15%)	4 (15%)	100%
			(1 Jahr, n.s.)	(1 Jahr, n.s.)	(1 Jahr, n.s.)	(1 Jahr, n.s.)
			Sodbrennen (N)	**Völlegefühl (N)**	**Dysphagie (N)**	**Hernierung (N)**
Lundell et al., 1996 [16]	?	65 vs.	50/53 (94%)	23/53 (44%)	5/53 (10%)	5 (8%)
		72 (Toupet)	46/53 (86%)	26/53 (50%)	3/53 (6%)	0
Rydberg et al., 1999 [17]			(3 Jahre, n.s.)	(3 Jahre, n.s.)	(3 Jahre, n.s.)	(3 Jahre, p < 0,01)
			Sodbrennen (N)	**Gas Bloat (N)**	**Dysphagie (N)**	**Ergebnis sehr gut/gut (N)**
Civello et al., 1997 [18]	1/83-12/94	32 vs.	7 (22%)	11 (34%)	8 (25%)	28 (87,6%)
		40 (Hill)	6 (15%)	5 (13%)	2 (5%)	36 (90%)
			(6 Monate, n.s.)	(6 Monate, n.s.)	(6 Monate, n.s.)	(6 Monate, n.s.)
			Visick I-II	**Refluxrezidiv**	**Refluxrezidiv**	**Refluxrezidiv (Barrett)**
Csendes et al., 2000 [19]	1/85-12/97	76 vs.	61%	22%	40%	83%
		88 (Hill)	58%	22%	42%	80%
			(5 Jahre, n.s.)	(5 Jahre, n.s.)	(10 Jahre, n.s.)	(10 Jahre, n.s.)

Tabelle 3b Studien zum Vergleich verschiedener Operationstechniken in der laparoskopischen Antirefluxchirurgie: Vollmanschette vs. Teilmanschette

Autor, Jahr	Zeitraum	N	Ergebnisse			
			Komplikationen	**Visick I-II**	**Dysphagie?** **Gas Bloat?** **Refluxrezidiv?**	
Laws et al., 1997 [21]	?	23 vs. 16 (Toupet)	9% 6% (n.s.)	91% 100% (2 Jahre, n.s.)		
			Sodbrennen (N)	**Gas Bloat (N)**	**Dysphagie (N)**	**Ergebnis sehr gut/gut (N)**
Watson et al., 1999 [22]	12/95-4/97	53 vs. 53 (Hemi vorne)	5 (9%) 5 (9%) (6 Monate, n.s.)	15 (28%) 10 (19%) (6 Monate, n.s.)	21 (40%) 9 (17%) (6 Monate, p < 0,01)	45 (85%) 47 (89%) (6 Monate, n.s.)
			Refluxrezidiv (N)	**Dysphagie (N)**	**Dysphagiehäufigkeit**	**Ergebnis sehr gut/gut (N)**
Fibbe et al., 2000 [23]	3/99-3/00	100 vs. 100 (Toupet)	17/80 (21%) 14/79 (18%) (4 Monate, n.s.)	36/80 (45%) 14/79 (18%) (4 Monate, p < 0,01)	unabhängig von präoperativer Motilitätsstörung	>90% in beiden Gruppen (4 Monate, n.s.)

Notwendigkeit eines großlumigen Bougie während der Anlage einer Vollmanschette. Obwohl die Autoren erwartet hatten, daß es ihnen aufgrund ihrer großen operativen Erfahrung auch ohne Bougie gelingt, eine hinreichend lockere Manschette anzulegen, zeigte sich in dieser Studie eine niedrigere Dysphagierate bei Patienten, die unter Anwendung eines 56 Charr.-Bougie operiert worden waren. Hieraus ist trotz des etwas erhöhten Risikos einer Perforation eine klare Empfehlung für die Verwendung eines Bougies abzuleiten.

Zusammenfassend konnte bisher die Notwendigkeit einer Mobilisierung des Fundus und die korrekte Lage des Vagus nicht anhand von randomisierten Studien gesichert werden. Bei Anlage einer Vollmanschette ist die Verwendung eines großlumigen Bougie zu empfehlen.

Fazit

Da die Therapie der Refluxkrankheit sowohl mit Protonenpumpenblockern als auch mit der Antirefluxchirurgie mit gutem Ergebnis möglich ist, sollte die Indikationsstellung zur Antirefluxchirurgie in besonderem Maße die Präferenzen des einzelnen Patienten berücksichtigen. Operativ ist das laparoskopische Vorgehen eindeutig dem konventionellen vorzuziehen, sofern ausreichende Erfahrungen in der laparoskopischen Antirefluxchirurgie bestehen. Aufgrund der möglichen Folgen einer ungünstig angelegten Vollmanschette sollte bei noch geringer Erfahrung in der Antirefluxchirurgie eher eine Teilmanschette angelegt werden. Kann in der Nachbeobachtung der eigenen Patienten nach Nissen-Fundoplicatio eine niedrige

Tabelle 4 Studien zum Vergleich verschiedener Operationstechniken bei der Nissen-Fundoplicatio: Lage des Vagus, Mobilisierung der großen Kurvatur und Anwendung eines großlumigen Bougie (56 Charr.)

Autor, Jahr	Zeitraum	N	Ergebnisse			
Vagus			**Symptome**	**pH-Metrie**	**Magenentleerung**	
Peillon et al., 1994 [24] Konventionell	?	21 vs. 21 (isoliert)	(3 Monate, n.s.)	(3 Monate, n.s.)	(3 Monate, n.s.)	
Mobilisierung			**Sodbrennen (N)**	**Gas Bloat (N)**	**Dysphagie (N)**	**Ergebnis sehr gut/gut (N)**
Watson et al., 1997 [25] Laparoskopisch	5/94-10/95	52 vs. 50 (ohne)	5 (10%) 3 (6%) (6 Monate, n.s.)	21 (40%) 18 (36%) (6 Monate, n.s.)	20 (38%) 21 (42%) (6 Monate, n.s.)	49 (94%) 44 (88%) (6 Monate, n.s.)
Mobilisierung			**Refluxrezidiv (N)**	**Manschette o.k. (N)**	**Hernierung (N)**	**Dysphagie (N)**
Luostarinen u. Isolauri, 1999 [26] Konventionell	1/91-12/93	26 vs. 23 (ohne)	2 (8%) 2 (9%) (3 Jahre, n.s.)	21 (81%) 21 (91%) (3 Jahre, n.s.)	9 (35%) 1 (4%) (3 Jahre, p =0,02)	5 (19%) 8 (35%) (3 Jahre, n.s.)
Bougie			**Mukosaeinriß**	**Dysphagie (N)**	**Schwere Dysphagie (N)**	
Patterson et al., 2000 [28] Laparoskopisch	1/96-7/98	81 vs. 90 (ohne)	1 (1%) 0 (n.s.)	17% 31% (11 Monate, $p < 0,05$)	5% 14% (11 Monate, $p = 0,06$)	

Inzidenz von Begleitsymptomen wie ‚Gas Bloat' erreicht werden, so kann aufgrund der in nicht randomisierten Studien beobachteten besseren Langzeitwirkung die Anlage einer Vollmanschette nach Nissen empfohlen werden. Bei Anlage einer Nissen-Fundoplicatio wird durch Anwendung eines großlumigen Bougie die Dysphagierate gesenkt.

Literatur

1. Spechler SJ, The Department of Veterans Affairs Gastroesophageal Reflux Disease Study Group (1992) Comparison of medical and surgical therapy for complicated gastroesophageal reflux disease in veterans. N Engl J Med 326: 786–792
2. Vigneri S, Termini R, Leandro G, Badalamenti S, Pantalena M, Savarino V, Di Mario F, Battaglia G, Mela GS, Pilotto A (1995) A comparison of five maintenance therapies for reflux esophagitis. N Engl J Med 333: 1106–1110
3. Spechler SJ, Lee E, Ahnen D, Goyal RK, Hirano I, Ramirez F, Raufman JP, Sampliner R, Schnell T, Sontag S, Vlahcevic ZR, Young R, Williford W (2001) Long-term outcome of medical and surgical therapies for gastroesophageal reflux disease: follow-up of a randomized controlled trial. JAMA 285: 2331–2338
4. Ortiz A, Martinez de Haro LF, Parrilla P, Morales G, Molina J, Bermejo J, Liron R, Aquilar J (1996) Conservative treatment versus antireflux surgery in Barrett's oesophagus: long-term results of a prospective study. Br J Surg 83: 274–278
5. Fennerty MB, Castell D, Fendrick AM, Halpern M, Johnson D, Kahrilas PJ, Lieberman D, Richter JE, Sampliner RE (1996) The diagnosis and treatment of gastroesophageal reflux disease in a managed care environment. Suggested disease management guidelines. Arch Intern Med 156: 477–484
6. Klinkenberg-Knol EC, Nelis F, Dent J, Snel P, Mitchell B, Prichard P, Lloyd D, Havu N, Frame MH, Roman J, Walan A, Group LT (2000) Long-term omeprazole treatment in resistant gastroesophageal reflux disease: efficacy, safety, and influence on gastric mucosa. Gastroenterology 118: 661–669
7. Shaheen NJ, Crosby MA, Bozymski EM, Sandler RS (2000) Is there publication bias in the reporting of cancer risk in Barrett's esophagus? Gastroenterology 119: 333–338
8. Lundell L, Miettinen P, Myrvold HE, Pedersen SA, Thor K, Lamm M, Blomqvist A, Hatlebakk JG, Janatuinen E, Levander K, Nystrom P, Wiklund I (2000) Long-term management of gastro-oesophageal reflux disease with omeprazole or open antireflux surgery: results of a prospective, randomized clinical trial. The Nordic GORD Study Group. Eur J Gastroenterol Hepatol 12: 879–887
9. Mahon D, Decadt B, Lowndes R, Rhodes M (2000) Prospective randomised trial of laparoscopic Nissen fundoplication versus maintenance proton pump inhibition in the treatment of gastro-oesophageal reflux disease in patients under 70 years old. Gastroenterology 118: Axxx
10. Laine S, Rantala A, Gullichsen R, Ovaska J (1997) Laparoscopic vs conventional Nissen fundoplication. A prospective randomized study. Surg Endosc 11: 441–444
11. Bais JE, Bartelsman JF, Bonjer HJ, Cuesta MA, Go PM, Klinkenberg-Knol EC, van Lanschot JJ, Nadorp JH, Smout AJ, van der Graaf Y, Gooszen HG (2000) Laparoscopic or conventional Nissen fundoplication for gastro-oesophageal reflux disease: randomised clinical trial. The Netherlands Antireflux Surgery Study Group. Lancet 355: 170–174
12. Nilsson G, Larsson S, Johnsson F (2000) Randomized clinical trial of laparoscopic versus open fundoplication: blind evaluation of recovery and discharge period. Br J Surg 87: 873–878
13. DeMeester TR, Johnson LF, Kent AH (1974) Evaluation of current operations for the prevention of gastroesophageal reflux. Ann Surg 180: 511–525
14. Thor KB, Silander T (1989) A long-term randomized prospective trial of the Nissen procedure versus a modified Toupet technique. Ann Surg 210: 719–724
15. Walker SJ, Holt S, Sanderson CJ, Stoddard CJ (1992) Comparison of Nissen total and Lind partial transabdominal fundoplication in the treatment of gastro-oesophageal reflux. Br J Surg 79: 410–414
16. Lundell L, Abrahamsson H, Ruth M, Rydberg L, Lönroth H, Olbe L (1996) Long-term results of a prospective randomized comparison of total fundic wrap (Nissen-Rossetti) or semifundoplication (Toupet) for gastroesophageal reflux. Br J Surg 83: 830–835
17. Rydberg L, Ruth M, Abrahamsson H, Lundell L (1999) Tailoring antireflux surgery: A randomized clinical trial. World J Surg 23: 612–618
18. Civello IM, Brisinda G, Sganga G, De Fazio S, Maria G, Crucitti F (1997) Modified Hill operation vs. Nissen fundoplication in the surgical treatment of gastro-esophageal reflux disease. Hepatogastroenterology 44: 380–386
19. Csendes A, Burdiles P, Korn O, Braghetto I, Huertas C, Rojas J (2000) Late results of a randomized clinical trial comparing total fundoplication versus calibration of the cardia with posterior gastropexy. Br J Surg 87: 289–297
20. Horvath KD, Jobe BA, Herron DM, Swanstrom LL (1999) Laparoscopic Toupet fundoplication is an inadequate procedure for patients with severe reflux disease. J Gastrointest Surg 3: 583–591
21. Laws HL, Clements RH, Swillie CM (1997) A randomized, prospective comparison of the Nissen fundoplication versus the Toupet fundoplication for gastroesophageal reflux disease. Ann Surg 225: 647–653

22. Watson DI, Jamieson GG, Pike GK, Davies N, Richardson M, Devitt PG (1999) Prospective randomized double-blind trial between laparoscopic Nissen fundoplication and anterior partial fundoplication. Br J Surg 86: 123–130
23. Fibbe C, Lyer P, Keller J, Strate U, Emmermann A, Zornig C (2001) Esophageal motility in reflux disease before and after fundoplication: a prospective, randomized, clinical, and manometric study. Gastroenterology 121: 5–14
24. Peillon C, Manouvrier JL, Labreche J, Kaeffer N, Denis P, Testart J (1994) Should the vagus nerves be isolated from the fundoplication wrap? A prospective study. Arch Surg 129: 814–818
25. Watson DI, Pike GK, Baigrie RJ, Mathew G, Devitt PG, Britten-Jones R, Jamieson GG (1997) Prospective double-blind randomized trial of laparoscopic Nissen fundoplication with division and without division of short gastric vessels. Ann Surg 226: 642–652
26. Luostarinen ME, Isolauri JO (1999) Randomized trial to study the effect of fundic mobilization on long-term results of Nissen fundoplication. Br J Surg 86: 614–618
27. Crookes PF, Ritter MP, Johnson WE, Bremner CG, Peters JH, DeMeester TR (1997) Static and dynamic function of the lower esophageal sphincter before and after laparoscopic Nissen fundoplication. J Gastrointest Surg 1: 499–504
28. Patterson EJ, Herron DM, Hansen PD, Ramzi N, Standage BA, Swanstrom LL (2000) Effect of an esophageal bougie on the incidence of dysphagia following Nissen fundoplication: a prospective, blinded, randomized clinical trial. Arch Surg 135: 1055–1061

Laparoskopische Antirefluxchirurgie in Deutschland

Jörn Maroske, Karl-Hermann Fuchs, Stephan M. Freys, Martin Fein, Harald Tigges, Gabor Varga, Arnulf Thiede

Nach Einführung der minimal invasiven Techniken in der Antirefluxchirurgie durch B. Dallemagne 1991 hat sich die Methode inzwischen als Verfahren der Wahl bei der chirurgischen Therapie der gastroösophagealen Refluxkrankheit etabliert [2, 3, 5, 6]. Dies bedeutet zweifelsohne für die Chirurgen zunächst die Überwindung einer Lernphase, was sicherlich anfangs zu einer erhöhten Rate an Komplikationen wie Ösophagus- und Magenperforationen, technischen Schwierigkeiten mit der Mobilisierung der großen Kurvatur und des Fundus, der Entwicklung eines Mediastinalemphysems mit Ausweitung in Hals- und Kopfbereich sowie Pneumothoraces führte [5, 6]. Inzwischen wird die laparoskopische Antirefluxchirurgie in vielen Kliniken eingesetzt. Sowohl unter Gastroenterologen als auch unter Chirurgen besteht die Diskussion bezüglich Ausweitung der Operationsindikation im Lichte der gegenwärtig vorhandenen hochpotenten antisekretorischen medikamentösen Therapie [8, 9]. Auch wurde, besonders unter Chirurgen, die frühere Diskussion um die problematischen Nebenwirkungen der Nissen-Fundoplicatio wiederbelebt und in einigen Zentren als Alternative grundsätzlich oder bei bestimmten Indikationen eine Teilmanschette oder partielle Fundoplicatio favorisiert [1, 4, 6, 10, 14, 15]. In Deutschland haben sich die laparoskopischen Techniken zur Behandlung der gastroösophagealen Refluxkrankheit bereits weitgehend durchgesetzt.

Analyse der gegenwärtigen Situation

Im vergangenen Jahr wurde an eine Auswahl von Kliniken [11] mit viszeralchirurgischem Schwerpunkt ein Fragebogen verschickt, der eine Liste von Kriterien beinhaltete: Anzahl der in der Ambulanz/Poliklinik bzw. Sprechstunde gesehenen Patienten mit Refluxkrankheit, Anzahl der laparoskopisch operierten Patienten mit Antireflux-OP, Anzahl der primär offen operierten Patienten, Anzahl der Rezidiveingriffe, Diagnostik präoperativ, Operationsindikation, Operationsverfahren, intraoperative Komplikationen, postoperative Komplikationen, postoperative Langzeitprobleme. Die Fragen umfaßten eine Analyse der Patienten mit gastroösophagealer Refluxkrankheit, die in einer Klinik ambulant oder stationär untersucht und/oder behandelt wurden. Darüber hinaus wurde nach den eingesetzten diagnostischen Methoden gefragt und den Faktoren, die bei einer Indikationsstellung zur Operation eine Rolle spielen. Des weiteren wurde die Häufigkeit der eingesetzten laparoskopischen Technik im Vergleich zur offenen Operation sowie der Einsatz der einzelnen verschiedenen Antirefluxoperationen beurteilt. Hierbei wurde insbesondere nach Anlage einer Original-Nissen-Vollmanschette, einer Nissen-Rossetti-Manschette oder einer kurzen „floppy" Nissen gefragt [4, 6, 7, 10, 12]. Auch unter den Teilmanschetten wurde weiter differenziert in Belsey-Mark-IV-Operationen, Toupet-Operationen, anteriore Hemifundoplicationes oder Hill-Gastropexien [10, 14, 15]. Auch seltenere Operationstechniken konnten angegeben werden. Abschließend erfolgte die Erfragung der Ergebnisse der verschiedenen Kliniken bezüglich der aufgetretenen Komplikationen bei Behandlung der Refluxkranken. Ein weiterer Themenkomplex stellte die Häufigkeit von Rezidivoperationen in der offenen oder laparoskopischen Technik dar.

Der Rücklauf der angeschriebenen 300 Kliniken betrug 158. Die Antworten kamen von 23 Universitätskliniken, von 42 Krankenhäusern der Maximalversorgung, von 93 Häusern der Grund- und Regelversorgung.

Ergebnisse

Die Antworten von 158 repräsentativen Kliniken zeigen, daß seit Beginn der 90er Jahre das Interesse an einer Abklärung zur chirurgischen Therapie zugenommen hat. Insgesamt wurden jedes Jahr mehr Patienten mit Verdacht auf gastroösophageale Refluxkrankheit in chirurgische Kliniken eingewiesen. Dieser Trend ist nicht nur in Deutschland, sondern auch in anderen Ländern Europas und der USA festzustellen [2, 3, 5, 6].

Die Bedeutung der notwendigen präoperativen diagnostischen Vorbereitung der Patienten für die Chirurgen in Deutschland wird in Abbildung 1 demonstriert. Die morphologischen Untersuchungsmethoden nehmen die wichtigste Position ein. Alle Chirurgen verlangen bei der diagnostischen Vorbereitung eine Endoskopie des oberen Gastrointestinaltraktes, die meisten eine Röntgenuntersuchung. Funktionelle Untersuchungen wie pH-Metrie und Manometrie werden obligatorisch nur von etwa der Hälfte der Chirurgen als unbedingt notwendig angesehen, ein weiteres Drittel hält diese Untersuchungsmethoden für fakultativ sinnvoll.

Die Indikation zur Operation wird, offenbar basierend auf den morphologischen diagnostischen Untersuchungen, im wesentlichen beim Vorhandensein einer Ösophagitis Grad 3–4 gestellt. Auch der Leidensdruck des Patienten und die damit verbundenen Symptome spielen in der Rangfolge eine wesentliche Rolle. Medikamentenunverträglichkeit ist ein Faktor, der von den meisten Chirurgen noch vor der Sphinkterinkompetenz und Ösophagitis Grad 1-2 eingeordnet wurde.

Insgesamt wurden von den 158 repräsentativen Krankenhäusern 4471 Patienten zwischen 1991 und 1998 operiert (Abb. 2); etwa 250 Patienten wurden in diesem Zeitraum jährlich in der offenen Technik operiert. Hier ist noch kein wesentlicher Abfall zu bemerken. Demgegenüber steigt seit 1991 die Anzahl der laparoskopisch ausgeführten Operationen bis 1998 stetig an.

Abbildung 2 demonstriert deutlich den Anstieg der Patientenanzahl mit Antirefluxchirurgie in der 2. Hälfte der 90er Jahre, wobei der Anstieg ganz wesentlich auf die Zunahme der laparoskopischen Eingriffe zurückzuführen ist, während erstaunlicherweise die Anzahl der offenen Operationen gleich bleibt. Es handelt sich also hier um eine deutliche Erweiterung der Operationsindikation zur Antirefluxchirurgie im Gegensatz zum Anfang der 90er Jahre. Unerfreulicherweise geht dieser Anstieg der laparoskopischen Eingriffe gleichzeitig in den letzten beiden Jahren einher mit einem ebenfalls deutlichen Anstieg der offenen und laparoskopischen Rezidiv-Eingriffe, was darauf schließen läßt, daß doch eine Reihe von Versagern nach den Operationen eintreten (Abb. 3).

Nur 32 % der antwortenden Kliniken verwendeten bis Ende 1995 die laparoskopische Technik zur Antirefluxchirurgie. Fünf Zentren, die diese Technik schon sehr früh in den

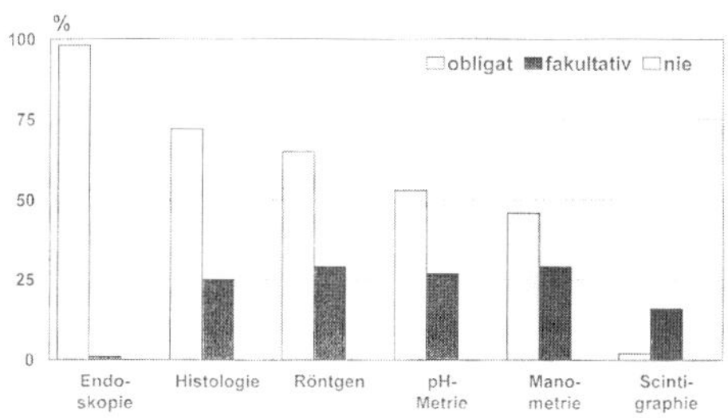

Abb. 1 Umfrage 1999: Präoperative Diagnostik.

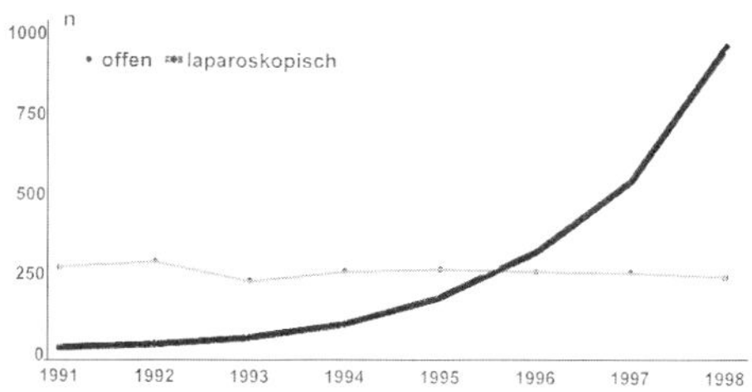

Abb. 2 Umfrage 1999: Primäreingriffe.

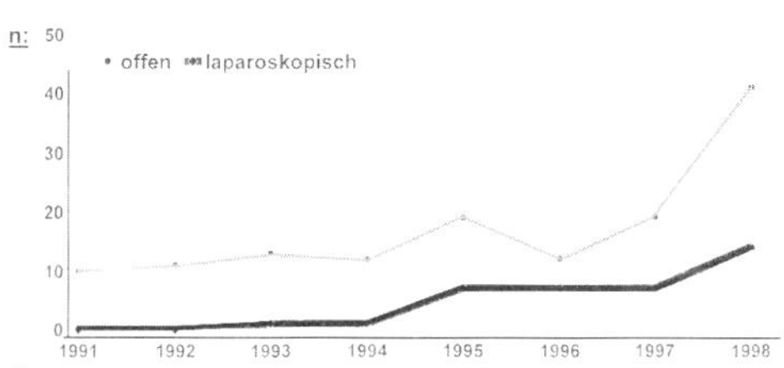

Abb. 3 Umfrage 1999: Rezidiveingriffe.

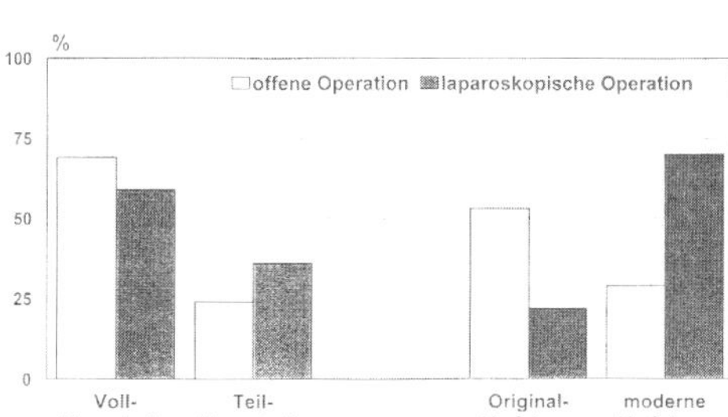

Abb. 4 Umfrage 1999: Operationsverfahren.

Jahren 1991–92 einführten, operierten mehr als 50 % aller Patienten. Bei den verbleibenden 27 Kliniken war die durchschnittliche Häufigkeit der laparoskopischen Antirefluxoperationen weniger als 2 Fälle pro Jahr. Dieser deutliche Trend der Zentralisierung zeigt sich nicht nur in der offenen Chirurgie, sondern besonders in der laparoskopischen Chirurgie.

Ein weiterer Trend, der sich bereits vor einigen Jahren abzeichnete, ist der Wandel in der Operationstechnik. Die Operateure, die weiterhin offen Antirefluxchirurgie betreiben, verbleiben in der Mehrzahl bei der Vollmanschette und verwenden häufig das Original Nissen-Rossetti-Verfahren (Abb. 4). Die Mehrzahl der Operateure, die laparoskopisch operieren, verwenden zwar ebenfalls eine Vollrnanschette; es zeigt sich jedoch ein deutlicher Trend zur Umverteilung in Richtung Halbmanschette. Bei der Auswahl der Manschettentechnik wird bei laparoskopischen Verfahren häufiger die Short Floppy Nissen-Version gewählt oder als Alternative die Teilmanschette in Form in der Toupet-Technik. Dieser Trend korreliert auch mit der Erfahrung des Operateurs (Tabelle 1). Solche Operateure, die weniger als 20 Operationen durchgeführt haben, haben eher in dieser Phase die Original Nissen- oder Nissen-Rossetti-Technik verwendet, während solche, die mindestens 50 Operationen durchgeführt haben, hauptsächlich als Vollmanschette die Short Floppy Nissen-Version wählen und als Teilmanschette die Toupet-Technik.

Hinsichtlich der präoperativen Diagnostik schlägt sich auch ein Erfahrungsmerkmal nieder: Die erfahreneren Operateure (>50 Eingriffe) verwenden deutlich umfangreichere Diagnostik im Vergleich zu solchen, die weniger als 20 Operationen bisher durchgeführt haben (Tabelle 2).

Die intraoperativen Probleme werden zusammengefaßt in Tabelle 3 wiedergegeben. Insgesamt wurden in dieser Serie 2325 laparoskopische Operationen durchgeführt, bei 108 weiteren Patienten mußte umgestiegen werden nach dem laparoskopischen Beginn und bei 2038 Patienten wurde eine offene Operation vorgenommen. Tabelle 3 demonstriert den beträchtlichen Unterschied der intraope rativen Probleme zwischen der laparoskopischen und der offenen Operation und im Gegensatz dazu der konvertierten Operationen, bei denen bis zu 30 % intraoperative Probleme auftraten. Erfreulicherweise haben die Patienten in den wenigsten Fällen langfristige Schäden davongetragen.

Hinsichtlich der Erfahrung der Operateure ergibt sich ebenfalls ein deutlicher Unterschied zwischen solchen, die weniger als 20 Operationen und solchen die mehr als 50 Operationen durchgeführt haben (Tabelle 4). Insbesondere die Milzläsion und die Perforationsrate ist in diesen beiden Gruppen sehr unterschiedlich.

Bei den langfristigen Problemen der Patienten gibt es einen gewissen Trend zur generellen Lernkurve, d. h. während zu Beginn der 90er Jahre über Dysphagieraten von mehr als 10 % berichtet wurde, reduziert sich das gegenwärtig in einem Bereich von ca. 5 %. Ähnlich verhält sich die Kurve der Refluxrezidive (Abb. 5).

Zusammenfassend ergibt sich für die Befragung der verschiedenen viszeralchirurgischen Zentren für die 90er Jahre, daß es sowohl eine absolute Zunahme der Patienten, die sich einer Refluxoperation unterzogen haben, festzustellen ist. Während die offenen Operationen gleich geblieben sind, ist diese Zunahme eindeutig auf die Laparoskopie zurückzuführen.

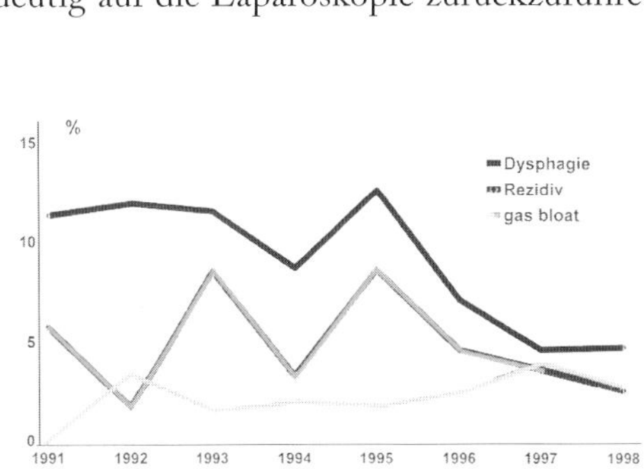

Abb. 5 Umfrage 1999: Postoperative Langzeitprobleme.

Gleichzeitig steigt aber auch die Anzahl der Rezidivoperationen sowohl offen als auch laparoskopisch. Dies mag ein erster Hinweis darauf sein, daß die Indikationsausweitung zur operativen Behandlungsalternative nicht in jedem Fall eine Verbesserung der Lebensqualität des Patienten herbeiführen kann.

Diskussion

In den letzten 10 Jahren wurde eine kontroverse Debatte sowohl unter den Chirurgen als auch zwischen Chirurgen und Gastroenterologen bezüglich der optimalen Therapie der gastroösophagealen Refluxkrankheit geführt. Während die Anzahl der operierten Patienten bis 1990 in vielen Kliniken auf wenige Patienten pro Jahr reduziert wurde, konnte eine ausreichende Operationserfahrung nur in wenigen Kliniken, in der Regel mit besonderem wissenschaftlichen Interesse für diese Erkrankung aufrechterhalten werden. In diesen Zentren wurde üblicherweise entweder die Nissen-Rossetti-Fundoplicatio als chirurgische Therapie der Wahl oder ein differenziertes Konzept mit Voll- und Teilmanschette, basierend auf den Funktionsdefekten angeboten [4–7]. Nach Einführung der minimal invasiven Techniken und der Beherrschung der Lernphase konnte mit zunehmender Erfahrung schnell von den Chirurgen, aber auch von einer Reihe von Patienten und Gastroenterologen festgestellt werden, daß durch die laparoskopische Technik die postoperative Rekonvaleszenz der Patienten verkürzt wird [5]. Es ist erstaunlich, daß die Häufigkeit der laparoskopischen und der Antirefluxoperationen insgesamt ansteigt, stehen doch gegenwärtig die besten Medikamente zur konservativen Säurereduzierung zur Verfügung. Hierfür sind sichtlich mehrere Faktoren verantwortlich: Erstens hat man den Eindruck, daß in den späten 80er Jahren vielen Patienten unberechtigterweise von einer Antirefluxoperation abgeraten wurde, basierend auf schlechten Langzeitergebnisse nach der ursprünglichen

Tabelle 1 Umfrage 1999: Operationsverfahren.

%	< 20 Op	> 50 Op
Nissen-Rossetti/ Original-Nissen	40	5
short floppy Nissen	55	95
Toupet	25	90

Tabelle 2 Umfrage 1999: Intraoperative Probleme.

%	laparoskopisch (n = 2325)	konvertiert (n = 108)	offen (n = 2038)
Hautemphysem	2,8	0,9	
Pneumothorax	2	5,6	0,6
Milzblutung	1,5	11,1	3,3
Ösoph.-/Magen-Perforation	1,1	11,1	0,7
andere	0,3	6,5	0,3
Gesamt	5,2	30,6	6,5

Tabelle 3 Umfrage 1999: Intraoperative Probleme – Laparoskopische Op.

%	< 20 Op (n = 319)	> 50 Op (n = 1347)
Hautemphysem	4,7	2,1
Pneumothorax	1,3	2,2
Milzblutung	3,8	1,4
Ösoph.-/Magen-Perforation	3,8	0,7
andere	0,9	0,1
Gesamt	10,3	4,5
Konversion	11,4	3,6

Tabelle 4 Umfrage 1999: Postoperative Komplikationen.

%	laparoskopisch (n = 2083)	konvertiert (n = 86)	offen (n = 1976)
Pleuraerguß	1,3	7	2,1
Pneumonie	0,9	8,1	4,1
Wundheilungs-störung	0,9	11,6	2,2
Sepsis	0,2	9,3	0,9
Thrombose / Embolie	0	0	0,3
Letalität	0,14	0	0,35
andere	4,3	6,9	4,4
Gesamt	6,5	16,3	11,2

Nissen-Rossetti-Methode, die jedoch in den letzten 10 Jahren weiterentwickelt wurde [1, 4, 12]. Ein zweiter Grund ist die mehrjährige Erfahrung mit den minimal invasiven Techniken. Dies hat zu einer höheren Akzeptanz der chirurgischen Therapie sowohl bei Patienten als auch bei niedergelassenen Kollegen geführt hat. Ein dritter Punkt ist die gegenwärtige gesundheitsökonomische Lage und die überall greifenden Kostenreduzierungen, die eine Überprüfüng einer jahrelangen teuren konservativen medikamentösen Therapie nahelegen. Patienten mit gastroösophagealer Refluxkrankheit in Deutschland suchen zunehmend eine Abklärung in einer chirurgischen Klinik oder werden für eine Evaluierung zugewiesen. In den meisten Zentren hat die laparoskopische Technik die offene Technik als Routine-Eingriff verdrängt.

Literatur

1. Ackermann C, Margreth L, Müller C, Harder F (1988) Das Langzeitresultat nach Fundoplicatio. Schweiz Med Wochenschr 118: 774
2. Cuschieri A (1993) Laparoscopic antireflux surgery and repair of hiatal hernia. World J Surg 17: 40–45
3. Dallemagne B, Weerts JM, Jehaes C, Markiewicz B (1996) Causes of failures of laparoscopic antireflux operations. Surg Endosc 10: 305–310
4. DeMeester TR, Bonavina L, Albertucci M (1986) Nissen fundoplication for gastroesophageal reflux disease. Evaluation of primary repair in 100 consecutive patients. Ann Surg 204: 19
5. Eypasch E, Neugebauer E, Fischer F, Troidl H, for the Scientific and Educational Committee of the European Association for Endoscopic Surgery (EAES) (1997). Surg Endosc 11: 413–426
6. Fuchs KH, Feussner H, Bonavina L, Collard JM, Coosemans W, for the European Study Group for Antireflux Surgery (ESGARS) (1997) Current status and trends in laparoscopic antireflux surgery: results of a consenus meeting. Endoscopy 29: 298–308
7. Fuchs KH, Freys SM, Heimbucher J, Fein M, Thiede A (1995) Pathophysiologic spectrum in patients with gastroesophageal reflux disease in a surgical GI function laboratory. Dis Esoph 8: 211–217
8. Klinkenberg-Knol EC, Nelis F, Dent J, Festen HPM, et al (2000) Long-term omeprazole treatment in resistant gastroesophageal reflux disease: efficacy, safety, and influence on gastric mucosa. Gastroenterology 118: 661–669

9. Koop H, Arnold R (1991) Long-term maintenance treatment of reflux esophagitis with omeprazole. Prospective study with H_2-blocker-resistant esophagitis. Dig Dis Sci 36: 552

10. Lerut T, Coosemans W, Christiaeus R, Gruwez JA (1990) The Belsey Mark IV antireflux procedure: indications and long-term results. In: Diseases of the esophagus Vol II: Benign diseases, Hrsg: Little AG, Ferguson MK, Skinner DP. Futura, Mount Kisco NY, S 181–188

11. Müller-Osten W (1996) Deutsche Chirurgie '96. Kliniken, Krankenhäuser und Praxen in der Bundesrepublik Deutschland. Hrsg. Berufsverband der Deutschen Chirurgen e.V. (BDC). K. Hempel. Aktiv Druck & Verlag, Ebelsbach

12. Nissen R (1956) Eine einfache Operation zur Beeinflussung der Refluxoesophagitis. Schweiz Med Wochenschr 86: 590

13. Rossetti ME, Nadjafi SA (1988) Fundoplication. In: Jamieson GG (Hrsg) Surgery of the oesophagus. Churchill Livingstone, Edinburgh, S 247–248

14. Toupet A (1963) Technique d'oesophago-gastroplastie avec phrenogastropexie appliquée dans la eure radicale des hernies hiatales et comme complement de l'opération d'Heller dans les cardiospasmes. Mem Acad Chir 89: 394

15. Watson A, Jenkinson LR, Ball CS, Barlow AP, Norris TL (1991) A more physiological alternative to total fundoplication for the surgical correction of resistant gastro-oesophageal reflux. Br J Surg 78: 1088–1094

Besonderheiten beim Barrett-Ösophagus

Karl-Hermann Fuchs, Martin Fein, Stephan M. Freys, Arnulf Thiede

Einführung und Übersicht

Der Begriff „Barrett-Ösophagus" hat sich von einer eher selten gestellten Diagnose vor 20 Jahren gegenwärtig zu einem aktuellen wichtigen Forschungsthema entwickelt [1–4]. Als prämaligne Erkrankung ist die Schleimhautveränderung in der Speiseröhre, mit welcher der Name Barrett-Ösophagus verbunden ist, von besonderem Interesse für Gastroenterologen, Pathologen Molekularbiologen, Onkologen und Chirurgen. Zwei Erkenntnisse haben besonders zu diesem Interesse geführt. Einerseits ist die gastroösophageale Refluxkrankheit mit einer hohen Prävalenz in unserer Bevölkerung vertreten und kann in etwa 10–15 % zum Barrett-Ösophagus führen [2, 3, 5, 9]. Andererseits hat sich die Inzidenz des Adenokarzinoms im Verlauf der letzten 20 Jahre in den westlichen Industriestaaten vervielfacht [2, 5, 10, 11]. Mit Ausnahme des malignen Melanoms weist kein anderer Tumor in dieser Zeit eine größere Häufigkeitszunahme auf als das Adenokarzinom der distalen Speiseröhre. Die Ursachen für diesen Anstieg der Karzinominzidenz sind noch unklar. Der einzige Risikofaktor ist der vorbestehende Barrett-Ösophagus. Gegenwärtig wird bei Nachweis eines Barrett-Ösophagus von einem 30- bis 120fach erhöhten Krebsrisiko ausgegangen. Die Häufigkeit eines Adenokarzinoms im Barrett-Ösophagus beträgt zwischen 2 und 10 % und die Inzidenz wird mit 1 pro 50–400 Patientenjahre angegeben [2, 5–8, 10, 11].

Der Begriff Barrett-Ösophagus unterlag in den letzten 10–15 Jahren Schwankungen bezüglich der Definition [1, 3, 5, 6]. Auch im therapeutischen Management lassen sich erhebliche Veränderungen in den letzten 5 Jahren feststellen, so daß eine Standardisierung der verwendeten Begriffe notwendig ist, um Daten vergleichbar zu machen.

1983 hat Skinner, um eine unzweifelhafte Gruppe von Patienten mit eindeutigem Barrett-Ösophagus zu selektieren, den Barrett-Ösophagus definiert, wenn mindestens 3 cm der unteren Speiseröhre mit Zylinderepithel endoskopisch sichtbar ausgekleidet sind [1]. Bei dieser Definition wurden die Patienten nicht beachtet und ausgeschlossen, bei denen die Zylinderepithelveränderungen unmittelbar auf den gastroösophagealen Übergang beschränkt waren und nicht mehr als 3 cm ausmachten. In den vergangenen 15 Jahren wurde klar, daß viele der Patienten mit einem Zylinderepithelsegment kürzer als 3 cm ebenfalls ähnliche klinische Symptome der Refluxkrankheit, aber auch Ulkus-, Dysplasie und Karzinomentwicklung nachgewiesen werden konnte. Schließlich wurde von Schnell 1992 und Clark sowie Spechler 1994 in der Literatur den Begriff „Short Barrett"-Ösophagus geformt, der die Patienten betraf, die eine endoskopisch sichtbare Zylinderepithelveränderung in der distalen Speiseröhre (<3 cm) aufwiesen, in dem spezialisiertes Epithel mit intestinaler Metaplasie nachzuweisen ist [3, 5–7]. Der klassische Barrett-Ösophagus wurde nun als „Long-segment Barrett" bezeichnet. Beim „Short Barrett"-Ösophagus ergibt sich als Besonderheit, daß diese Veränderung nicht nur bei Reflux-Patienten zu finden ist, sondern auch bei Patienten, die noch nie Symptome einer Refluxkrankheit und auch keinen vermehrten Reflux in der pH-Metrie hatten. Viele der Daten hinsichtlich Karzinomrisiko und funktioneller Besonderheiten bei Barrett-Patienten beziehen sich zum Teil auf die klassische Barrett-Definition. Die neuere Literatur berücksichtigt bereits die Short segment- und Long segment-Barrett-Definition. Sie sind somit nicht einheitlich erhoben und deswegen nur bedingt aussagefähig.

In den letzten Jahren wurde diese Diskussion noch zusätzlich belastet durch die Beschreibung einer bioptisch gesicherten intestinalen Metaplasie am gastroösophagealen Übergang bei makroskopisch endoskopisch unauffälliger Kardia [3]. Für diese Veränderungen wurden zum Teil Begriffe wie „Micro Barrett" oder „Ultra short Barrett" verwendet. Inzwischen ist geklärt, daß es sich mit großer Wahrscheinlichkeit hier um eine pathologische Veränderung der Magenschleimhaut, meistens verursacht durch eine Helicobacter-Besiedlung handelt und somit mit der hier bearbeiteten Barrett-Ösophagus-Problematik nichts zu tun hat.

Auch die histopathologischen Kriterien bei der präzisen Beschreibung der Veränderungen beim Barrett-Ösophagus werden zum Teil kontrovers diskutiert. Die Pathologen unterscheiden zwischen inkompletter und kompletter intestinaler Metaplasie und führen zum Teil immunhistologische Differenzierungen der Muzine durch, die in der Schleimhaut gebildet werden [4, 7, 11]. Seit vielen Jahren ist bekannt, daß das Zylinderepithel aus 3 Zelltypen bestehen kann, einmal dem Fundustyp, dem Kardia-Typ sowie dem speziellen Typ mit intestinaler Metaplasie. Nur bei letzterem Zelltyp besteht das Risiko der Karzinomentstehung. Für die Diagnostik des Barrett-Ösophagus wird in der Regel eine Standard-HE-Färbung herangezogen. Viele Pathologen fordern zur zusätzlichen Sicherung der Diagnose Barrett-Ösophagus die Alcian-Blaufärbung [3].

Die gegenwärtige Definition des Barrett-Ösophagus beruht einerseits auf einer endoskopischen Diagnose, d. h. der Beschreibung einer Epithelveränderung in der distalen Speiseröhre oberhalb der Magenfalten. Dieses Zylinderepithel kann über einen bestimmten Abstand endoskopisch erkannt werden. Anderseits muß zur Absicherung der Diagnose Barrett-Ösophagus der Nachweis einer inkompletten intestinalen Metaplasie in diesem endoskopisch auffälligen Areal histopathologisch geführt werden.

Das besondere Problem für den Patienten mit gastroösophagealer Refluxkrankheit und Träger eines spezialisierten Zylinderepithels mit intestinaler Metaplasie, ist das potentielle Entartungsrisiko [10–13]. Seit Jahren wird deswegen immer wieder die Frage diskutiert, inwieweit es möglich ist durch konservative oder operative Therapie das Ausmaß des spezialisierten Epithels zu reduzieren und inwieweit sich dadurch das Entartungsrisiko ebenfalls reduzieren läßt [14]. Die operative Therapie des Barrett-Ösophagus sollte in zwei Abschnitten diskutiert werden, d.h., einerseits die Therapie der zu Grunde liegenden gastroösophagealen Refluxkrankheit und andererseits die Therapie des spezialisierten Epithels mit intestinaler Metaplasie sowie die Auswirkung der Antirefluxchirurgie auf Regression des spezialisierten Epithels.

Möglicherweise ist für die Entwicklung des spezialisierten Epithels sowie die Ingangsetzung der Metaplasie-Dysplasie-Sequenz der Rückfluß von Duodenalsaft mit Galle und Pankreassekret und die damit verbundene Exposition der Speiseröhrenmukosa mit diesen Substanzen besonders wichtig [16,17]. Es gibt inzwischen viele Hinweise, daß ein gemischter Reflux von Säure und Galle, möglicherweise auch Pankreasenzymen bei Barrett-Patient häufiger vorkommt. Aus experimentellen Studien ist bekannt, daß dieses Gemisch besonders toxisch ist für die Speiseröhrenschleimhaut. Es gilt daher als gegenwärtig wahrscheinlich, daß duodenogastroösophagealer Reflux mit seinen Galle- und Pankreaskomponenten eine Rolle bei der Barrettepithelentwicklung spielt [18,19].

Dies hat jedoch noch eine weitere Konsequenz. Das klinische Bild des Barrett-Ösophagus wird durch die Probleme der Refluxkrankheit geprägt. Auch wenn Sodbrennen und Regurgitation, insbesondere Säureregurgitation die spezifischen Symptome der gastroösophagealen Refluxkrankheit darstellen, so kann das Symptomenspektrum vom unspezifischen epigastrischen Druckgefühl bis zum pulmonalen Symptom breit gefächert sein. Erstaunlicherweise haben 25–40 % der Barrett-Patienten keine refluxtypischen Symptome [20]. Ursache ist wahrscheinlich eine verminderte Sensibilität der Ösophagusschleimhaut bei Umformung in spezialisiertes Epithel. Diese Insensibilität oder Indolenz gegen den Säurereiz oder andere Bestandteile des Refluates muß sowohl für die Phase des Umbaus von Plattenepithel zum Zylinderepithel als auch für die Phase der Progression des Zylinderepithels gelten. Denn so läßt sich die subklinische Entwicklung des spezialisierten Epithels von der intestinalen Metaplasie über die Dysplasie zum Adenokarzinom erklären [12, 13].

Für die gegenwärtige Fragestellung ist die nachgewiesene verminderte Schmerzempfindung des Patienten während der Mukosaschädigung wichtig, besonders im Hinblick auf Indikationsstellung und auch Wertung von Therapieerfolgen basierend auf den klinischen Symptomen. Beim Barrett-Patienten ist die Symptomatik und damit auch der Leidensdruck des Patienten, der oft bei der Refluxkrankheit als Maßstab für den Therapierfolg besonders in der konservativen Therapie herangezogen wird, ein nicht optimal kalkulierbarer Parameter. Bei diesen Patienten muß unbedingt ein objektivierbarer Parameter für die Entscheidungsfindung zur Therapie besonders zur operativen Therapie herangezogen werden.

Therapieziel

Die Therapie sollte 1. eine dauerhafte Beseitigung aller Symptome herbeiführen; 2. alle bereits aufgetretenen Komplikationen dauerhaft beseitigen und 3. den pathologischen Reflux in seiner abnormalen Zusammensetzung verhindern durch Korrektur pathophysiologisch verantwortlicher Ursachen, um ein Fortschreiten der Erkrankung so unwahrscheinlich wie möglich zu machen. Inwieweit die Beseitigung des spezialisierten Epithels ein anzustrebendes Therapieziel darstellt, ist nach wie vor insgesamt unklar. Während in der Vergangenheit über die potentielle Regression von säurereduzierenden Medikamenten und Antirefluxoperationen diskutiert wurde, stehen in den letzten Jahren effektive thermische und endoskopische Ablationsverfahren zur Verfügung, wie Argonplasmakoagulation und die photodynamische Therapie, um eine vollständige Beseitigung des spezialisierten Epithels anzustreben [21–23]. Gegenwärtig sind diese Verfahren aber nur unter Studienbedingungen vertretbar.

Differentialindikation beim spezialisierten Epithel

Die bisher gesicherten Behandlungsmethoden beim spezialisierten Epithel mit intestinaler Metaplasie betreffen die Komponente der Refluxkrankheit im Rahmen des Barrett-Ösophagus. Akute Ösophagitis und akute Symptome werden bestens mit Protonenpumpeninhibitoren ggf. kombiniert mit Prokinetika behandelt. Übereinstimmung besteht auch darüber, daß seltene Komplikationen wie Penetration und Perforation eines Barrett-

Ulkus einer chirurgischen Intervention bedürfen. Nach wie vor kontrovers wird aber die langfristige Therapieplanung gesehen. Bei einem symptomfreien Barrett ohne floride Ösophagitis sehen einige Autoren keine Indikation zur Behandlung. Das klinische Warnsignal der Symptome ist beim Barrett-Patienten als problematisch anzusehen und deswegen sollte immer durch entsprechende Funktionsuntersuchung das subklinische Fortbestehen eines pathologischen Refluxes und nicht nur des Säurerefluxes festgestellt oder ausgeschlossen werden, wenn man auf jegliche Therapie verzichten möchte.

Die Operationsindikation bei der gastroösophageale Refluxkrankheit wird sowohl unter Chirurgen als auch zwischen Chirurgen und Gastroenterologen sehr unterschiedlich gehandhabt. Die europäische Gesellschaft für endoskopische Chirurgie hat im Rahmen einer Konsensuskonferenz die Operationsindikation festgelegt [24, 25]:

1. Eingeschränkte Compliance bei Patienten unter effektiver medikamentöser Therapie, wobei Gründe für das Complianceproblem einerseits die Präferenz des Patienten sein kann, die Ablehnung gegenüber einer länger andauernden Medikamenteneinnahme, oder das subjektive Empfinden einer reduzierten Lebensqualität

2. Persistierende oder rezidivierende Ösophagitis trotz optimaler medikamentöser Therapie mit Protonenpumpeninhibitoren in Zusammenhang mit Symptomen

3. Komplikation der Erkrankung wie konfluierende Ösophagitis, Stenosen, Geschwüre, die trotz optimaler medikamentöser Therapie persistieren oder rezidivieren. Hierbei muß darauf hingewiesen werden, daß in der Regel Patienten mit klassischem Befund und Beschwerdekonstellation wie inkompetentem Sphinkter, pathologischer Säureexposition in der Speiseröhre und eine gute Symptombefreiung durch Protonenpumpeninhibitoren-Therapie eher ideale Kandidaten für eine Fundoplicatio darstellen [25], Patienten mit unspezifischen Symptomen, extraösophagealen Symptomen und klinischem nicht Ansprechen auf Protonenpumpeninhibitoren-Therapie liefern eher den Hinweis, daß es sich hier nicht um ein klassisches Bild der Refluxkrankheit handelt, sondern andere Ursachen für diese Beschwerden verantwortlich sein könnten [9]. Dies bedarf der gründlichen Abklärung.

Im Rahmen der Operationsindikation wird der Nachweis von spezialisiertem Epithel mit Metaplasie, aber auch Dysplasie unter Chirurgen und Gastroenterologen kontrovers diskutiert. Während das Vorhandensein von spezialisiertem Epithel mit intestinaler Metaplasie einige Autoren in ihrer Entscheidung zur Operationsindikation nicht beeinflußt, halten andere die definitive Vermeidung von saurem und duodenogastroösophagealem Reflux mit seinen potentiell toxischen Komponenten für ein wichtiges Argument bei der Operationsindikation, auch wenn dies noch durch weitere Daten abgesichert werden muß [24, 25]. In unserer Arbeitsgruppe stellt das Vorhandensein eines spezialisierten Epithels mit intestinaler Metaplasie ein zusätzliches aber sicher nicht das allein entscheidende Argument für eine Operationsindikation dar. Neben den oben angeführten Indikationskriterien bestärkt uns das Argument, die potentiell mögliche Reflux-Metaplasie-Dysplasie-Karzinom-Sequenz zu unterbrechen. Dies muß an Hand von Langzeitbeobachtungsstudien erhärtet werden.

Bei Nachweis von Dysplasie im spezialisierten Epithel ist ein besonderes Management notwendig [3, 4, 6, 8]. Der Pathologe sollte sich bei der histologischen Untersuchung basierend auf einer qualitativ hochwertigen endoskopischen Abklärung entscheiden, für low-grade-Dysplasie oder high-grade-Dysplasie oder Verdacht auf Dysplasie. In letzeren Fällen ist sicher keine besondere Eile zur Operation geboten, sondern hier liegt die Priorität eindeutig in der weiteren endoskopisch-histologischen Verifizierung dieser Befunde. Nach Abheilung der umgebenden Ösophagitis mit

Protonpumpeninhibitoren sollte die histologische Überprüfung der Dysplasie-Regionen nochmals erfolgen. Bei Bestätigung der low-grade-Dysplasie kann diese weiter im Jahresabstand beobachtet werden, wenn die Befunde eindeutig sind. Unter Studienbedingungen kann aber auch ein endospokisch ablatives Verfahren angewendet werden. Liegt die Dysplasiestelle unmittelbar im Bereich des distalen Ösophagus, muß man sich bei Stellung der Operatonsindikation im klaren sein, daß die Verlaufsbeobachtung und endoskopische Abtragungsmöglichkeit nach Anlegen der Manschette erschwert sein kann. Wir würden deswegen immer die endoskopische Abtragung und die vollständigen Abheilung dieser Läsion einer Operation voranstellen.

Bei Vorliegen einer hochgradigen Dysplasie überprüfen wir diesen Befund histologisch innerhalb von 4 Wochen erneut. Hierbei werden dann extensive Biopsien entnommen, um die in diesen Fällen häufig schon vorhandenen invasiven Karzinomgebiete zu entdecken. Bei qualitativ guter Endoskopie und Überprüfung des Befundes durch einen Referenzpathologen erlauben sich einige Arbeitsgruppen, diesen Befund weiter endoskopisch z.B. in einem Abstand von 3–6 Monaten zu kontrollieren. In Abhängigkeit vom Allgemeinzustand des Patienten würden wir entweder zu einer endoskopischen Mukosektomie oder einer operativen Resektion raten.

Gegenwärtig wird von vielen chirurgischen Arbeitsgruppen die thermische Argonplasmabeamer-Ablation des spezialisierten Epithels mit intestinaler Metaplasie durchgeführt in Kombination mit anschließender laparoskopischer Antirefluxoperation. Die auch bei uns durchgeführte Pilotstudie zeigt vielversprechende Ergebnisse mit einer bei den Patienten vollständigen Regression des spezialisierten Epithels. Langzeitergebnisse müssen jedoch abgewartet werden, die uns erst in etwa 10 Jahren die wichtigen Informationen über Entartungsmöglichkeit und Langzeitkomplikationen liefern.

Tabelle 1 Übersicht über Ergebnisse der laparoskopischen Antirefluxchirurgie

Autor	Jahr	n	Komplikationen (%)	sehr gute/gute Ergebnisse (%)	Refluxrezidiv (%)	Dysphagie/Gas Bloat (%)
Weerts et al. [26]	1993	132	7,5	94	?	5,4
Cuschieri et al. [27]	1993	116	14	85	?	3,7
Bittner et al. [28]	1994	35	25,7	87	4	24
Cadière et al. [29]	1994	80	5	94,3	0	3,7
Champault [30]	1994	940	5	–	–	–
Jamieson et al. [31]	1994	155	7,1	92,1	1,8	6,1
Collard et al. [32]	1994	39	7,6	86,3	2,7	11
Hinder et al. [33]	1994	198	6	88	8	9
Watson et al. [34]	1994	33	11	–	–	–
Feussner [35]	1994	18	22	89	0	11
Peters et al. [36]	1995	32	17,6	84	3	9,4
Dallemagne et al. [37]	1996	503	3,5	96	1	2
Fuchs et al. (ESGARS) [25]	1997	221	14	93	2	2
Pointner et al. [38]	1998	196	7	95	1,5	4,5

Auswirkung der Antirefluxoperation auf das spezialisierte Epithel

Tabelle 1 gibt eine Übersicht über die Probleme und Erfolgsraten der laparoskopischen Antirefluxchirurgie bei Patienten mit gastroösophagealer Refluxkrankheit. Die Erfolgsrate liegt in einer Größenordnung von 87–90 % um den pathologischen Reflux zu beseitigen. Über die relevanten Langzeitergebnisse bei Barrett-Patienten gibt es natürlich auch Hinweise in der Literatur. Allerdings beschränken sich diese Ergebnisse in der Regel auf kleinere Patientenkollektive.

In Tabelle 2 sind die Ergebnisse der Antirefluxoperationen bei Patienten mit Barrett-Ösophagus festgehalten. Hierbei zeigen sich zwei wesentliche Dinge, d. h. erstens Antirefluxoperationen sind effektiv in der Beseitigung des pathologischen gastroösophageale Refluxes und zweitens eine vollständige Regression des Barrett-Epithels läßt sich mit einer alleinigen Antirefluxoperation nicht bewerkstelligen. Auch eine partielle Regression ist nur in einem relativ geringen Prozentsatz erreichbar und die Frage des Entartungsrisikos ist dabei nach wie vor ungeklärt, weil die Daten fehlen.

Schlußkommentar

Die Operationsindikation beim benignen Barrett-Ösophagus wird durch den Schweregrad der zu Grunde liegenden gastroösophagealen Refluxkrankheit geprägt. Die Vielzahl der komplexen pathophysiologischen Funktionsdefekte bei Barrett-Patienten, die problematische Sensibilität des spezialisierten Zylinderepithels mit intestinaler Metaplasie und der damit verbundenen geringen Symptomatik und das potentielle Entartungsrisiko stellen Besonderheiten dar, die einer gründlicheren

Tabelle 2 Regressionsrate nach Antirefluxoperationen in der Literatur (modif. nach [41])

Autor/Jahr		Antirefluxoperation	Regression
Radigan	(1977)	Nissen	1/13
Brand	(1980)	Nissen/Hill	4/10
Ransom	(1982)	Nissen	4/6
Skinner	(1983)	Belsey IV	2/12
Sprung	(1984)	Fundoplication	4/15
Pollara	(1987)	Partialfundoplication Roux-Y	2/22
Wellinger	(1988)	Antireflux-OP	0/39
Ovaska	(1989)	Nissen	3/10
Ollyo	(1990)	Nissen	1/40
Williamson	(1990)	Antireflux-OP	4/37
DeMeester	(1990)	Nissen	0/35
Attwood	(1992)	Nissen	2/19
Pateron	(1992)	TV antrectomy	7/31
Sagar	(1995)	Nissen/Lind/Belsey	24/56
Salo	(1995)	Antireflux-OP + Lasertherapie	10/10
Ortiz	(1996)	Nissen	8/32
Hölscher	(1997)	Nissen	3/48

Untersuchung bedürfen, insbesondere einer präzisen histologischen Abklärung der Speiseröhre, um Dysplasien oder gar ein Karzinom auszuschließen. Aufgrund der neueren Erkenntnisse hinsichtlich des möglichen duodenogastroösophagealen Refluxes, der neuen endoskopischen ablativen Verfahren zur Beseitigung des spezialisierten Epithels und der neuen Definitionen, ist die Datenlage noch soweit unklar, daß sich keine einheitlichen Therapiekonzepte durchgesetzt haben. Vielerorts wird in Studien die neuen endoskopischen Verfahren in Kombination mit den laparoskopischen Antirefluxoperationen untersucht. Die Ergebnisse dieser Studie stehen noch aus. Auch wenn letztendlich die gut abgesicherten Daten noch fehlen, so ist unserer Meinung nach das Vorhandensein von spezialisierten Epithel mit intestinaler Metaplasie ein sicher nicht alleiniges aber doch zusätzliches Argument bei klinisch und funktionsdiagnostisch präsenter Refluxkrankheit, den duodenogastroösophagealen Reflux durch eine Antirefluxoperation zu verhindern.

Literatur

1. Skinner DB, Walther BC, Riddell RH, Schmidt H, Iascone C, DeMeester TR (1983) Barrett's esophagus. Ann Surg 198: 554–566
2. Lagergren J, Bergström R, Lindgren A, Nyrén O (1999) Symptomatic gastroesophageal reflux as a risk factor for esophageal adenocarcinoma. The New England J of Medicine 340: 825–831
3. Spechler SJ, Goyal RK (1996) The columnar-lined esophagus, intestinal metaplasia, and normal Barrett. Gastroenterology 110: 614–621
4. Grunewald M, Vieth M, Kreibich H, Bethke B, Stolte M (1997) Untersuchungen zum Stand der Diagnostik des Barrett-Ösophagus. Dtsch Med Wochenschr 122: 427–431
5. Schnell TG, Sonntag SJ, Chejfec A (1992) Adenocarcinomas arising in tongues or short segments of Barrett's esophagus. Dig Dis 37: 137–143
6. Clark GMB, Smyrk TC, Burdiles P, et al. (1994) Is Barrett's metaplasia the source of adenocarcinomas of the cardia? Arch Surg 129: 609–614
7. Sharma P, Morales TG, Sampliner RE (1998) Short segment Barrett's esophagus – the need for standardization of the definition and of endoscopic criteria. Am J Gastroenterol 93: 1033–1036
8. Bremer CG (1989) Barrett's oesophagus. Br J Surg 76: 995
9. Fuchs KH, Freys SM, Heimbucher J, Fein M, Thiede A (1985) Pathophysiologic spectrum in patients with gastroosophageal reflux disease in a surgical GI-function laboratory. Dis Esoph 8: 211–217
10. Blot WJ, Devesa SS, Kneller RW, Fraumeni JR Jr. (1991) Rising incidence of adenocarcinoma of the esophagus and gastric cardia. JAMA 265: 1287–1289
11. Pera M, Cameron AJ, Trastek VF, Carpenter HA, Zinsmeister AR (1993) Increasing incidence of adenocarcinoma of the esophagus and esophagogastric junction. Gastroenterology 104: 510–513
12. Pera M, Trastek VF, Pairolero PC, Cardesa A, Allen MS, Deschamps C (1993) Barrett's Disease: Pathophysiology of metaplasia and adenocarcinoma. Ann Thorac Surg 56: 1191–1197
13. Cameron AJ, Lomboy CT, Pera M, Carpenter HA (1995) Adenocarcinoma of the esophagogastric junction and Barrett's esophagus. Gastroenterology 1909: 1541–1546
14. Fuchs KH, Engemann R, Thiede A (1994) Chirurgische oder konservative Therapie des Barrett-Ösophagus? Chirurg 65: 88–95
15. Stein HJ, Hölscher AH, Feussner H, DeMeester TR, Siewert JR (1993) Gastroösophageale Funktionsstörungen beim Endobrachyösophagus. Langenbecks Arch Chir Suppl II (Chir Forum): 117
16. Fein M, Ireland AP, Ritter MP, Peters JH, Hagen JA, Bremner CG, DeMeester TR (1997) Duodenogastric reflux potentiates the injurious effects of gastroesophageal reflux. J Gastrointest Surg 1: 27–33
17. Stein HJ, Kauer WKH, Feussner H, Siewert JR (1998) Bile reflux in benign and malignant Barrett's esophagus: effect of medical acid suppression and Nissen fundoplication. J Gastrointest Surg 2: 333–341
18. Pera M, Trastek VF, Carpenter HA, Fernandez PL, Cardesa A, Mohr U, Pairolero PC (1993) Influence of pancreatic and biliary reflux on the development of esophageal carcinoma. Ann Thorac Surg 55: 1386–1393
19. Fuchs KH, Maroske J, Fein M, Tigges H, Ritter MP, Heimbucher J, Thiede A (2000) Variability in the composition of duodenogastric reflux. J Gastrointest Surg (im Druck)
20. Stein HJ, Siewert JR (1993) Endobrachyösophagus – Pathogenese, Epidemionlogie und maligne Degeneration. Dtsch Med Wochenschr 118: 511
21. Barham CP, Jones RL, Biddlestone LR, Hardwick RH, Shepherd NA, Barr H (1997) Phototermal laser ablation of Barrett's oesophagus: endoscopic and histological evidence of squamous re-epithelialisation. Gut 41: 281–284
22. Gossner L, Stolte M, Sroka R, Rick K, May A, Hahn EG, Ell C (1998) Photodynamic ablation of high-grade dysplasia and early cancer in Barrett's esophagus by means of 5-aminolevulinic acid. Gastroenterology 114: 448–455
23. Salo JA, Salminen JT, Kiviluoto TA, Nemlander AT, Rämö OJ, Färkkilä MA, Kivilaakso EO, Mattila SP (1998) Treatment of Barrett's esophagus by endoscopic laser ablation and antireflux surgery. Ann Surg 227: 40–44

24. Eypasch E, Neugebauer E, Fischer F, Troidl H (1997) Laparoscopic antireflux surgery for gastroesophageal reflux disease (GERD). Surg Endosc 11: 413–426
25. Fuchs KH, Feussner H, Bonavina L, Collard JM, Coosemans W (1997) Current status and trends in laparoscopic antireflux surgery: results of a consensus meeting. Endoscopy 29: 298–308
26. Weerts JM, Dallemagne B, Hamoir E, et al. (1993) Laparoscopic fundoplicatio for gastro-esophageal reflux. Ann R Coll Surg Engl 4: 264–268
27. Cuschieri A, Hunter J, Wolfe B, Swanstrom LI, Hutson W (1993) Multicenter prospective evaluation of laparoscopic antireflux surgery. Preliminary report. Surg Endosc 7: 505–510
28. Bittner HB, Meyers WC, Brazer SR, Pappar TN (1994) Laparoscopic Nissen fundoplication: operative results and short-term-follow-up. Am J Surg 167: 193–200
29. Cadiere GB, Houben JJ, Bruyns J, Himpens J, Panzer JM, Gelin M (1994) Laparoscopic Nissen fundiplicatio: technique and preliminary results. Br J Surg 81: 400–403
30. Champault G (1994) Reflux gastro-oesophagien. Traitement par laparoscopie. 940 cas experience francaise. Ann Chir 48: 159–164
31. Jamieson CG, Watson DI, Britten-Jones R, Mitchell PC, Anvari M (1994) Laparoscopic Nissen fundoplication. Ann Surg 220: 137–145
32. Collard JM, de Gheldere CA, DeKock M, Otte JB, Kestens PJ (1994) Laparoscopic antireflux surgery: What is real progress? Ann Surg 220: 146–154
33. Hinder RA, Filipi CJ, Wetscher G, Neary P, DeMeester TR, Perdikis G (1994) Laparoscopic Nissen fundoplicatio is an effective treatement for gastroesophageal reflux disease. Ann Surg 220: 472–483
34. Watson DI, Reed MWR, Johnson AG, Stoddard CJ (1994) Laparoscopic fundoplicatio for gastro-esophageal reflux. Ann R Coll Surg Engl 4: 264–268
35. Feussner H, Stein HJ (1994) Minimally invasive esophageal surgery. Laparoscopic antireflux surgery and cardiomyotomy. Dis Esoph 7: 17–23
36. Peters JH, Kauer W, DeMeester TR, Heimbucher J, Ireland AP, Bremner CG (1995) Optimal surgical therapy for gastro-esophageal reflux disease requires a tailored surgical approach. J Thorac Cardiovasc Surg 7: 141–146
37. Dallemagne B, Weerts JM, Jehaes C, Markiewicz S (1995) Causes of failures of laparoscopic antireflux operations. Surg Endosc 10: 305–310
38. Pointner R (1998) Laparoskopische Antirefluxchirurgie – Erfahrungsbericht aus Österreich. Zentralbl Chir 123: 1148–1151
39. Radigan RL, Glover JL, Shipley FE, Shoemaker RE (1977) Barrett's esophagus. Arch Surg 112: 486–491
40. Brand DL, Ylvisaker JT, Gelfand M, Pope CE (1980) Regresseion of columnar esophagus (Barrett's) epithelium after antireflux surgery. N Engl J Med 102: 844–888
41. Ransom JM, Patel GK, Clift SA, Womble NE, Read RC (1982) Extended and limited types of Barrett's esophagus in the adult. Ann Thorac Surg 33: 19–27
42. Sprung DJ, Ellis FH, Gibb SP (1984) Regression of Barrett's epithelium after antireflux surgery. Am J Gastroenterol 79: 817
43. Pollara WM Zilberstein B, Cecconello I, Vencon FE, Parada AA, Pinotti HW (1988) Barrett's esophagus. Late results of conservative management. In: Siewert JR, Hölscher AH (Hrsg). Diseases of the esophagus. Springer, Berlin Heidelberg, S 545–549
44. Wellinger J, Ollyo JB, Savary M, Fontolliet CH, Chapuis G (1988) Le traitement chirurgical de l'endobrachy-oesophage. Helv Chir Acta 55: 695–698
45. Ovaska J, Miettinen M, Kivilaakso E (1989) Adenocarcinoma arising in Barrett's esophagus. Dig Dis Sci 34: 1336–1339
46. DeMeester TR, Attwood SEA, Smyrk TC, Therkildsen DH, Hinder RA (1990) Surgical therapy in Barrett's esophagus. Ann Surg 212: 528–540
47. Ollyo JB, Gonvers JJ, Froehlich R, Restellini A, Monnier P, Fontolliet C, Savary M (1990) L'endobrachyoesophage regresse-t-il apres traitement efficace du reflux gastro-oesophagien? Schweiz Med Wochenschr 120: 716–720
48. Williamson WA, Ellis FH, Gipp SP, Shahian DM, Aretz HT (1990) Effect of antireflux operation on Barrett's mucosa. Ann Thorac Surg 49: 537–542
49. Attwood SEA, Barlow AP, Norris TL, Watson A (1992) Barrett's oesophagus: effects of antireflux surgery on symptom control an development of complications. Br J Surg 79: 1050–1053
50. Pateron D (1992) What is the place of antrectomy with Roux-en-Y in the treatment of reflux disease? Experience with 83 total duodenal diversions. World J Surg 16: 349–353
51. Sagar PM, Ackroyd R, Hosie KB, Patterson JE, Stoddard CJ, Kingsnorth AN (1995) Regression and progression of Barrett's esophagus after antireflux surgery. Br J Surg 82: 806–810
52. Salo JA, Nemlander A, Färkilla M, Kiviluoto T, Kivilaakso E (1995) Treatment of Barrett's metaplasia by antireflux surgery an endoscopic laser ablation: clinical experience in 10 patients. Gastroenterology 108: A1243
53. Ortiz A, Martinez de Haro LF, Parrilla P, Morales G, Molina F, Bermejo J, Liron R, Aguilar J (1996) Conservative treatment versus antireflux surgery in Barrett's esophagus: long-term results of a prospective study. Br J Surg 83: 274–278
54. Hölscher A, Gutschow KTE, Schneider P (1998) What is the evolution of Barrett's mucosa after antireflux surgery? In: Guili R (Hrsg) The esophagogastric junction. OESO, John Libbey Eurotext, Paris 1047–1052

Zusammenfassung der Evidenz-basierten Grundlagen zur gastroösophagealen Refluxkrankheit

Karl-Hermann Fuchs, Martin Fein, Jörn Maroske, Stephan M. Freys

Pathophysiologie

Die Krankheit entsteht durch einen übermäßigen Rückfluß von Mageninhalt, insbesondere Säure und Pepsin in das Speiseröhrenlumen. Dies führt zu einer erhöhten Expositionszeit der Ösophagusmucosa mit Säure (DeMeester) und/oder Galle (Vaezi) (Evidenztyp II).

Dieser exzessive Rückfluß geschieht meistens bei Patienten mit entweder einem inkompetenten unteren ösophagealen Sphinkter oder einer erhöhten Anzahl transienter Sphinkterrelaxationen (DeMeester, Fuchs, Dent, Masclee, Mittal, Zaninotto). Durch eine Fundoplicatio läßt sich sowohl die Inkompetenz des unteren ösophagealen Sphinkters (DeMeester) (Evidenztyp II) als auch die Anzahl der TLESR beeinflussen (Johnsson, Ireland) (Evidenztyp III).

Die Ursachen für die Entwicklung einer gastroösophagealen Refluxkrankheit sind multifaktoriell bestimmt. Neben der Sphinkterinkompetenz können Ösophagusperistaltikstörungen, Magenentleerungsstörungen und duodenogastroösophagealer Reflux (Kahrilas, Diener, Eckardt, Schwizer, Fuchs, Fein) ebenfalls chirurgisch relevant werden.

Klinisch besonders relevant und auch kontrovers diskutiert wird unter Chirurgen die bisher gebräuchliche Definition von Ösophagusperistaltikstörungen verwendet, d. h. Anteile von Kontraktionen mit schwacher Amplitude, z. B. <30 mm Hg sowie Anteile von simultanen Kontraktionen >30 % der Schluckaktionen. Es gibt Ergebnisse randomisierter Studien, die zeigen, daß bei diesem Niveau der Ösophagusperistaltikstörungen die Differenzierung in verschiedene chirurgische Techniken keine Bedeutung für das postoperative Ergebnis hat (sog. „tailored concept“) (Rydberg, Fibbe) (Evidenztyp I). Ursache dürfte die Tatsache sein, daß Ösophagusperistaltikstörungen dieses Niveaus sich durch eine Fundoplicatio korrigieren lassen (Ortiz, Wetscher). Dennoch gibt es Berichte aus sehr erfahrenen Zentren über prospektive Fallkontrollstudien mit postoperativer Dysphagie nach Anlage einer Vollmanschette bei ausgeprägter Peristaltikstörung (DeMeester, Dallemagne, Zaninotto).

Literatur

DeMeester TR, Johnson LS, Joseph GJ, Toscano MS, Hall AW, Skinner DB (1976) Patterns of gastroesophageal reflux in health and disease. Ann Surg 184: 459–470

Vaezi MF, Richter JE (1995) Synergism of acid and duodeno-gastro-esophageal reflux in complicated Barrett's esophagus. Surgery 117: 699–704

Fuchs KH, Freys SM, Heimbucher J, Fein M, Thiede A (1995) Pathophysiologic spectrum in patients with gastroesophageal reflux disease in a surgical GI function laboratory. Dis Esoph 8: 211–217

Dent J, Holloway RH, Toouli J, Dodds WJ (1988) Mechanisms of lower oesophageal sphincter incompetence in patients with symptomatic gastro-oesophageal reflux. Gut 29: 1020–1028
Mittal RK, Holloway RH, Penagini R, Blackshaw A, Dent J (1995) Transient lower esophageal sphincter relaxations. Gastroenterology 109: 601–610
Masclee AAM, de Best ACAM, de Graff R, et al (1990) Ambulatory 24-hour pH-metry in the diagnosis of gastroesophageal reflux disease. Determination of criteria and relation to endoscopy. Scand J Gastroenterol 25: 225–230
Zaninotto G, DeMeester TR, Schwizer W, Johansson KE, Cheng SC (1988) The lower esophageal sphincter in health and disease. Am. J. Surg. 155: 104–111
Johnsson F, Holloway RH, Ireland AC, Jamieson GG, Dent J (1997) Effekct of fundoplication on transient lower oesophageal sphincter relaxation and gas reflux. Br J Surg 84: 686–689
Ireland AC, Holloway RH, Toouli J, Dent J (1993) Mechanisms underlying the antireflux action of fundoplication. Gut 34: 303–308
Kahrilas PJ, Dodds WJ, Hogan WJ, Kern M, Arndorfer RC, Reece A (1986) Esophageal peristaltic dysfunction in peptic esophagitis. Gastroenterology 91: 897
Diener U, Patti MG, Molena D, Fisichella PM, Way LW (2001) Esophageal dysmotility and gastroesophageal reflux disease. J Gastrointest Surg 5: 260–265
Eckardt VF (1988) Does healing of esophagitis improve esophageal motor function? Dig Dis Sci 33: 161–165
Schwizer W, Hinder RA, DeMeester TR (1989) Does delayed gastric emptying contribute to gastroesophageal reflux disease? Am J Surg 157: 74–81
Fein M, Ireland AP, Ritter MP, Peters JH, Hagen JA, Bremner CG, DeMeester TR (1997) Duodenogastric reflux potentiates the injurious effects of gastroesophageal reflux. J Gastrointest Surg 1: 27–33
Rydberg L, Ruth M, Abrahamsson H, Lundell L (1999) Tailoring antireflux surgery: a randomized clinical trial. World J Surg 23: 612–618
Fibbe C, Layer P, Keller J, et al (2001) Esophageal motility in reflux disease before and after fundoplication: a prospective, randomized, clinical and manometric study. Gastroenterology 121: 5–14
Ortiz OA, Martinez de Haro LF, Parilla P, Morales G, et al (1991) Surgery improves defective oesophageal peristalsis in patients with gastro-oesophageal reflux. Br J Surg 78: 1095–1097
Wetscher GJ, Glaser K, Wieschemeyer T, et al (1997) Tailored antireflux surgery for gastroesophageal reflux disease: effectiveness and risk of postoperative dysphagia. World J Surg 21: 605–610
DeMeester T.R., Bonavina L., Albertucci M (1986) Nissen fundoplication for gastroesophageal reflux disease. Evaluation of primary repair in 100 consecutive patients. Ann Surg 204: 19
Dallemagne B, Weerts JM, Jehaes C, Markiewicz S (1996) Causes of failures of laparoscopic antireflux operations. Surg Endosc 10: 305–310
Zaninotto G, DeMeester TR, Bremner CG, Smyrk TC, Cheng SC (1989) Esophageal function in patients with reflux-induced strictures and its relevance to surgical treatment. Ann Thorac Surg 47: 362–370

Definition der Erkrankung

Zur Beantwortung dieser Frage wurden alle randomisierten Studien mit chirurgischem Therapiearm sowie 2 chirurgische Konsensus-Papers zu Rate gezogen. Im ersten Konsensus-Paper der Europäischen Gesellschaft für Endoskopische Chirurgie wird die gastroösophageale Refluxkrankheit pathophysiologisch definiert, d. h. die Erkrankung liegt vor, wenn ein abnormaler Kontakt der Ösophagusmukosa mit Mageninhalt auftritt, was Symptome und/oder Ösophagitis verursacht. Dieser abnormale Kontakt mit Mageninhalt kann sowohl aufgrund der Säure als auch aufgrund anderer Komponenten des Magensafts wie Galleflüssigkeit oder Pankreassaft einhergehen (Eypasch).

Im 2. Konsensus-Paper wird ebenfalls dokumentiert, daß die gastroösophageale Refluxkrankheit dann vorliegt, wenn abnormaler Reflux von Mageninhalt in das Speiseröhrenlumen vorliegt. Dies ist ein multifaktorielles Geschehen, das meistens durch eine Inkompetenz des unteren ösophagealen Sphinkters hervorgerufen wird, aber auch andere Ursa-

Tabelle 1

Kriterium für die Definition der Erkrankung	Anzahl Publikationen (gesamt: n=24)
Symptome	3
pH-Metrie + Ösophagitis	3
pH-Metrie + Symptome + Ösophagitis + Manometrie (+Rö)	6
pH-Metrie + Symptome + Ösophagitis	6
Symptome + Ösophagitis	1
Symptome + Ösophagitis + Röntgen-Bariumschluck	1
Symptome + Endoskopie + Manometrie	4

chenkomponenten wie insuffiziente Ösophagus-Clearance oder Magenfunktionsdefekte wie verzögerte Magenentleerung, Magensäureübersekretion und eine gestörte antroduodenale Motilität assoziiert sein können (Fuchs).

In den bisher publizierten 24 randomisierten Studien zur chirurgischen Therapie oder verschiedenen Techniken zur Behandlung der gastroösophagealen Refluxkrankheit wurde das Patientengut und damit die gastroösophageale Refluxkrankheit meistens über den endoskopischen Befund d. h. die Anwesenheit einer Ösophagitis und/oder über die 24-Stunden-pH-Metrie und damit mit dem Ausmaß des Säurerefluxes definiert (Tabellen 1, 2).

15 von 24 randomisierten Studien verwenden als Definitionskriterium für die Refluxkrankheit zur Selektion der Patienten in chirurgischen Studien die pH-Metrie und damit eine pathologische Säureexposition in der Speiseröhre in Zusammenhang mit der Endoskopie. In 21 von 24 Studien wurde der Endoskopiebefund gefordert. Nur in 3 randomi-

Tabelle 2

Autor, Jahr	Vergleich	Kriterien für GERD
DeMeester 1974	Nissen vs Belsey vs Hill	symptoms, pH, endoscopy
Behar 1975	Angelchick vs surgery	symptoms
Stuart 1989	Nissen vs Angelchick	pH, symptoms, endo, mano
Thor 1989	Nissen vs Toupet	symptoms, endo, mano
Kmiot 1991	Nissen vs Angelchick	symptoms, pH, mano, endo + x-ray
Lundell 1991	Toupet vs Nissen	symptoms, endoscopy, pH
Spechler 1992	H_2 blocker vs Nissen	symptoms, pH, mano, endo + x-ray
Eyre-Brook 1993	Nissen vs Angelchick	symptoms, endoscopy, x-ray
Janssen 1993	Nissen vs ... cardio...	symptoms, endoscopy, pH
Hill 1994	Nissen vs Angelchick	symptoms
Ortiz 1996	H_2 blocker vs Nissen (Barrett)	Barrett, pH
Lundell 1996	Nissen vs Toupet	symptoms
Rydberg 1997	Nissen vs Toupet	symptoms, mano, endo, pH
Watson 1997	lap. Nissen vs lap. Nissen ... short gastrics	manometry, endoscopy (selective pH)
Laws 1997	Lap. Nissen vs lap. Toupet	endo, mano, pH, x-ray
Anderson 1998	lap.Nissen vs lap. anterior fundoplication	endoscopy, pH, manometry
Lundell 1998	Omeprazol vs surgery	symptoms, endoscopy
Rydberg 1999	Nissen vs Toupet (tailored)	symptoms, endo, mano
Watson 1999	Lap. Nissen vs lap. anterior	symptoms, endoscopy, manometry (pat. selective)
Luostarinen 1999	Nissen vs Nissen ...	symptoms, endoscopy, pH
Csendes 2000	Nissen vs Hill	symptoms, mano, pH, endo
Nilsson 2000	Lap. Nissen vs open Nissen	endoscopy, pH
Bais 2000	Lap. Nissen vs open Nissen	symptoms, endoscopy, pH
Lundell 2001, continued	Omeprazol vs surgery	symptoms, endoscopy
Luostarinen 2001	Lap AF vs open AF	endoscopy, pH
Spechler 2001, continued	H_2 blocker vs Nissen	symptoms, pH, mano, endo, x-ray

sierten Studien werden einzig und allein Symptome als Definition der Erkrankung benutzt.

Somit wird schlußendlich für die Dokumentation der Erkrankung als chirurgisch relevante Definition meistens der Nachweis einer pathologischen Säureexposition und/oder der Nachweis einer Ösophagitis gefordert (Evidenztyp III; Information aus randomisierten Studien, aber Information war kein Endpunkt).

Literatur

Eypasch E, Neugebauer E, Fischer F, Troidl H (1997) Laparoscopic antireflux surgery for gastroesophageal reflux disease (GERD). Results of a consensus development conference. Surg Endosc 11: 413–426

Fuchs KH, Feussner H, Bonavina L, Collard JM, Coosemans W, for the European Study Group for Antireflux Surgery (1997) Current status and trends in laparoscopic antireflux surgery: results of a consensus meeting. Endoscopy 29: 298–308

De Meester TR, Johnson LF, Kent AH (1974) Evaluation of current operations for the prevention of gastroesophageal reflux. Ann Surg 180: 511–525

Behar J, Sheahan DG, Biancani P, Spiro HM, Storer EH (1975) Medical and surgical management of reflux esophagitis. N Engl J Med 293: 263–268

Stuart RC, Dawson K, Keeling P, Byrne PJ, Hennessy TP (1989) A prospective randomized trial of Angelchik prosthesis versus Nissen fundoplication. Br J Surg 76: 86–89

Thor KBA, Silander T (1989) A long-term randomized prospective trial of the Nissen procedure versus a modified Toupet technique. Ann Surg 210: 719–724

Kmiot WA, Kirby RM, Akinola D, Temple JG (1991) Prospective randomized trial of Nissen fundoplication and Angelchik prosthesis in the surgical treatment of medically refractory gastro-oesophageal reflux disease. Br J Surg 78: 1181–1184

Lundell L, Abrahamsson H, Ruth M, Sandberg L, Olbe L (1991) Lower esophageal sphincter characteristics and esophageal acid exposure following partial or 360(fundoplication: Results of a prospective, randomized, clinical study. World J Surg 15: 115–121

Spechler SJ, and the department of veterans affairs gastroesophageal reflux disease study group (1992) Comparison of medical and surgical therapy for complicated gastroesophageal reflux disease in veterans. N Engl J Med 326: 786–792

Eyre-Brook IA, Codling BW, Gear MWL (1993) Results of a prospective randomized trial of the Angelchik prosthesis and of a consecutive series of 119 patients. Br J Surg 80: 602–604

Janssen IMC, Gouma DJ, Klementschitsch P, van der Heyde MN, Obertop H (1993) Prospective randomized comparison of teres cardiopexy and Nissen fundoplication in the surgical therapy of gastro-oesophageal reflux disease. Br J Surg 80: 875–878

Hill ADK, Walsh TN, Bolger CM, Byrne PJ, Hennessy TPJ (1994) Randomized controlled trial comparing Nissen fundoplication and the Angelchik prosthesis. Br J Surg 81: 72–74

Ortiz EA, Martinez de Haro LF, Parrilla P, Morales G, Molina J, Bermejo J, Liron R, Aguilar J (1996) Conservative treatment versus antireflux surgery in Barrett's oesophagus: long-term results of a prospective study. Br J Surg 83: 274–278

Lundell L, Abrahamsson H, Ruth M, Rydberg L, Lonroth H, Olbe L (1996) Long-term results of a prospective randomized comparison of total fundic wrap (Nissen-Rossetti) or semifundoplication (Toupet) for gastro-oesophageal reflux. Br J Surg 83: 830–835

Rydberg L, Ruth M, Lundell L (1997) Does oesophageal motor function improve with time after successful antireflux surgery? Results of a prospective, randomized clinical study. Gut 41: 82–86

Watson DI, Pike GK, Baigrie RJ, Mathew G, et al (1997) Prospective double-blind randomized trial of laparoscopic Nissen fundoplication with division and without division of short gastric vessels. Ann Surg 226: 642–652

Laws HL, Clements RH, Swillie CM (1997) A randomized, prospective comparison of the Nissen fundoplication versus the Toupet fundoplication for gastroesophageal reflux disease. Ann Surg 225: 647–653 (discussion 654)

Anderson JA, Myers JC, Watson DI, Gabb M, Mathew G, Jamieson GG (1998) Concurrent fluoroscopy and manometry reveal differences in laparoscopic Nissen and anterior fundoplication. Dig Dis Sci 43: 847–853

Lundell L, Dalenbäck J, Hattlebakk J, et al (1998) Outcome of open antireflux surgery as assessed in a nordic multicentre, prospective clinical trial. Eur J Surg 164: 751–757

Rydberg L, Ruth M, Abrahamsson H, Lundell L (1999) Tailoring antireflux surgery: a randomized clinical trial. World J Surg 23: 612–618

Watson DI, Jamieson GG, Pike GK, Davies N, Richardson M, Devitt PG (1999) Prospective randomized double-blind trial between laparoscopic Nissen fundoplication and anterior partial fundoplication. Br J Surg 86: 123–130

Luostarinen MES, Isolauri JO (1999) Randomized trial to study the effect of fundic mobilization on long-term results of Nissen fundoplication. Br J Surg 86: 614–618

Csendes A, Burdiles P, Korn O, Braghetto I, Huertas C, Rojas J (2000) Late results of a randomized clinical trial comparing total fundoplication versus calibration of the cardia with posterior gastropexy. Br J Surg 87: 289–297

Bais JE, Bartelsman JF, Bonjer HJ, Cuesta MA, Go PM, Klinkenberg-Knol, EC, van Lanschot JJB, Nadorp JH, Smout AJ, van der Graaf Y (The Netherlands

Antireflux Surgery Study Group) (2000) Laparoscopic or conventional Nissen fundoplication for gstroesophageal reflux disease: randomized clinical trial. Lancet 355: 170–174

Nilsson G, Larsson S, Johnsson F (2000) Randomized clinical tial of laparoscopic versus open fundopliation: blind evaluation of recovery and discharge period. Br J Surg 87: 873–878

Lundell L, Miettinen P, Myrvold HE, Pedersen SA, Liedman B, Hatlebakk JG, Julkonen R, Levander K, Carlsson J, Lamm M, Wiklund I (2001) Continued (5-year) followup of a randomized clinical study comparing antireflux surgery and omeprazole in gastroesophageal reflux disease. J Am Coll Surg 192: 172–179 (discussion 179–181)

Luostarinen M, Virtanen J, Koskinen M, Matikainen M, Isolauri J (2001) Dysphagia and oesophageal clearance after laparoscopic versus open Nissen fundoplication. A randomized, prospective trial. Scand J Gastroenterol 6: 565–571

Spechler SJ, Lee E, Ahnen D, Goyal RK, Hirano I, Williford WO (2001) Long-term outcome of medical and surgical therapies for gastroesophageal reflux disease. JAMA 285: 2331–2338

Diagnostik

Konsensus-Paper der EAES (Eypasch)
Zwingende Diagnostik:
Endoskopie,
Röntgenbariumdarstellung,
24-Stunden-Ösophagus-pH-Metrie und
Ösophagusmanometrie

fakultative Tests:
24-Stunden-Magen-pH-Metrie,
Magenentleerungsszintigraphie,
24-Stunden-Bilirubinmonitoring

Ergebnisse des Konsensusprojektes der ESGARS-Gruppe
Zwingende Diagnostik:
Endoskopie,
24-Stunden-Ösophagus-pH-Metrie und
Ösophagusmanometrie

fakultative Tests:
Radiographie,
24-Stunden-Magen-pH-Metrie,
24-Stunden-Bilirubinmonitoring,
Magenentleerungsszintigraphie

In den randomisierten Studien wird als zwingende Diagnostik bei 21 von 24 Studien die Endoskopie verwendet, bei 15 von 24 Studien die 24-Stunden-Ösophagus-pH-Metrie zum Nachweis und Schweregradbestimmung der Erkrankung gefordert (Evidenztyp III).

Die Rolle der Endoskopie wird kontrovers diskutiert beim Nachweis der Refluxkrankheit im Zusammenhang mit der non erosive reflux disease (NERD), wie aus dem GENVAL Workshop-Report hervorgeht (Dent).

In einer prospektiven Beobachtungsstudie wurde festgestellt, daß das Operationsresultat dann mit einer hohen Erfolgswahrscheinlichkeit verbunden war, wenn folgende Kriterien erfüllt waren und somit zur Indikationsstellung herangezogen werden können:

1. typische Symptome der gastroösophagealen Refluxkrankheit wie Sodbrennen und Regurgitation,
2. positives Ergebnis der präoperativen 24-Stunden-Ösophagus-pH-Metrie mit pathologischer Säureexposition in der Speiseröhre,
3. positiver Effekt der Protonenpumpeninhibitoren-Therapie auf die typischen Refluxbeschwerden durch Rückgang oder Verschwinden der Symptome (Campos) (Evidenzlevel III).

Die Notwendigkeit zur präoperativen Manometrie wird kontrovers diskutiert. Es gibt eine Information aus randomisierten Studien (Evidenztyp I), daß die Berücksichtigung einer Motilitätsstörung bei der Wahl der Operationstechnik nicht notwendig ist, wenn die Ösophagusmotilitätsstörung über Manometrie definiert wird auf dem Niveau peristaltische Kontraktionen < 20–30 mm Hg und Anteil nicht peristaltischer Kontraktionen > 30 % (Rydberg, Fibbe). Neben dieser wichtigen Information steht die klinische Erfahrung mehrerer Zentren, daß bei schweren Motilitätsstörungen in Assoziation mit der gastroösophagealen Refluxkrankheit nach Anlage einer Vollmanschette eine persistierende Dysphagie bestehen kann (Evidenzlevel III) (DeMeester, Dallemagne, Zaninotto).

Literatur

Eypasch E, Neugebauer E, Fischer F, Troidl H (1997) Laparoscopic antireflux surgery for gastroesophageal reflux disease (GERD). Results of a consensus development conference. Surg Endosc 11: 413–426

Fuchs KH, Feussner H, Bonavina L, Collard JM, Coosemans W, for the European Study Group for Antireflux Surgery (1997) Current status and trends in laparoscopic antireflux surgery: results of a consensus meeting. Endoscopy 29: 298–308

Dent J, Brun J, Fendrick AM, Fennerry MB, Janssens J, et al – Genval Workshop Group (1999) An evidence-based appraisal of reflux disease management. Gut 44: S1–16

Campos GM, Peters JH, DeMeester TR, Oberg S, Crookes PF, Tan S, DeMeester SR, Hagen JA, Bremner CG (1999) Multivariate analysis of factors predicting outcome after laparoscopic Nissen fundoplication. J Gastrointest Surg 3: 292–300

Rydberg L, Ruth M, Abrahamsson H, Lundell L (1999) Tailoring antireflux surgery: a randomized clinical trial. World J Surg 23: 612–618

Fibbe C, Layer P, Keller J, et al (2001) Esophageal motility in reflux disease before and after fundoplication: a prospective, randomized, clinical and manometric study. Gastroenterology 121: 5–14

De Meester TR, Johnson LF, Kent AH (1974) Evaluation of current operations for the prevention of gastroesophageal reflux. Ann Surg 180: 511–525

Zaninotto G, DeMeester TR, Schwizer W, Johansson KE, Cheng SC (1988) The lower esophageal sphincter in health and disease. Am J Surg 155: 104–111

Dallemagne B, Weerts JM, Jehaes C, Markiewicz S (1996) Causes of failures of laparoscopic antireflux operations. Surg Endosc 10: 305–310

Indikationsstellung zur operativen Therapie

Zur Beantwortung dieser Frage können Konsensus-Projekte herangezogen werden sowie die randomisierte Studien mit chirurgischem Therapiearm, die ihre Indikationskriterien definiert haben sowie insbesondere die randomisierten Studien, die zwischen medikamentöser und chirurgischer Therapie vergleichen (Evidenztyp IV).

Indikationsliste der EAES-Konsensuskonferenz (Eypasch):

1. Non-compliance der Patienten unter optimaler Protonenpumpeninhibitoren-Therapie. Gründe für die Compliance können Präferenz des Patienten sein, reduzierte Lebensqualität durch Medikamentenabhängigkeit und Medikamenten-Nebeneffekte.
2. Persistierende und rezidivierende Ösophagitis trotz laufender optimaler Protonenpumpeninhibitoren-Therapie im Zusammenhang mit weiter bestehenden Symptomen.
3. Präsenz von Komplikationen der Erkrankung wie Stenosen, Geschwüre und Barrett-Ösophagus haben eher einen geringen Einfluß auf die Indikation, zumal sie eine Seltenheit darstellen was die Stenosen und Geschwüre betrifft, unter optimaler Protonenpumpeninhibitoren-Therapie.

Indikationsliste des ESGARS-Projektes (Fuchs):

1. Persistierende oder rezidivierende nicht säure-assoziierte Symptome trotz optimaler Protonenpumpeninhibitoren-Therapie (Volumenreflux, Speiseregurgitation und respiratorische Symptome);
2. Persistierende oder rezidivierende Komplikationen trotz optimaler Protonenpumpeninhibitoren-Therapie wie Stenosen und Geschwüre;
3. reduzierte Lebensqualität des Patienten wegen Notwendigkeit der Medikamenten-Einnahme oder Nebeneffekten der Medikamente.

GENVAL-Workshop report (Dent).
In dem Statement über die Rolle der Antirefluxchirurgie konnte keine abschließene Empfehlung abgegeben werden. Letztlich wurde darauf hingewiesen, daß die besten publizierten Langzeitergebnisse der Antirefluxchirurgie ähnlich denen der Protonenpumpeninhibitoren-Therapie sind. Die chirurgische Therapie hängt sehr von der Erfahrung und Fähigkeit des individuellen Chirurgen bzw. Zentrums ab und es folgt der Hinweis, daß die Langzeit-medikamentöse Therapie mit Protonenpumpeninhibitoren eine kosteneffektive

Behandlung der Refluxkrankheit verglichen mit der laparoskopischen Fundoplicatio darstellt.

Aus vielen gastroenterologischen und chirurgischen Publikationen lassen sich folgende Kriterien zusammenfassen:

1. Indikationskriterien für die Antirefluxchirurgie (i.d.R. gegenwärtig laparoskopisch, wenn Erfahrung darin besteht) werden zwischen Gastroenterologen und Chirurgen kontrovers gesehen und Einigkeit ist aus den Publikationen nicht abzuleiten.
2. Wenig strittige Kriterien sind:
   a) Präsenz von Restbeschwerden unter optimal eingestellter Protonenpumpeninhibitoren-Therapie durch nicht Säure-assoziierte Symptome wie Speise- oder Flüssigkeitsregurgitation, Symptome durch chronische Aspiration wie Husten und chronische Bronchitiden oder laryngeale Manifestationen wie Heiserkeit und chronische Laryngitis (Larrain, Allen, So, Kahrilas) (Evidenztyp III)
   b) Patienten mit Refluxsymptomen und PPI-Unverträglichkeit oder Unwirksamkeit
   c) Patienten mit progressiver Refluxkrankheit mit manifesten morphologischen Veränderungen wie große Hernie, komplett inkompetentem unterem ösophagealen Sphinkter, massivem kombinierten Säure- und Gallereflux und Notwendigkeit der mehrfachen PPI-Dosissteigerung, um symptomfrei zu bleiben (Grande, Hinder, Allgood, Lundell) (Evidenztyp II).
3. Kontrovers diskutierte Indikationskriterien:
   a) Patienten mit typischen Symptomen der gastroösophagealen Refluxkrankheit wie Sodbrennen und Regurgitation mit gutem Response der PPI-Therapie
   Antirefluxchirurgie als therapeutische Alternative zur Langzeit-PPI-Medikation
   b) Patienten mit Symptomen der gastroösophagealen Refluxkrankheit und relativ kurzer Anamnese unter 1 Jahr unter erfolgreicher PPI-Medikation, aber ohne Zeichen der progressiven Erkrankung (kein Nachweis stattgehabter Ösophagitis, keine morphologischen Veränderungen, keine Funktionsdefekte nachweisbar) (Klinkenberg-Knol, Campos, Ritter, Lundell, Spechler) (Evidenztyp II).

Die Frage nach der Sinnhaftigkeit einer operativen Maßnahme zwingt nach Abwägung der beteiligten Einflußfaktoren wie Durchführbarkeit, Sicherheit, Risiken, individuelle Situation des Patienten, die Klinik, der Chirurg insbesondere seine Erfahrung mit dem Eingriff. Hinzu kommen gesundheitsökonomische Faktoren, die die Indikationsstellung dramatisch beeinflussen können, wie wir von unseren Nachbarländern wissen. So hat die Strategie der belgischen Krankenkassen dazu geführt, daß die Anzahl der Antirefluxoperationen in Belgien in den 90er Jahren dramatisch angestiegen ist, weil die Patienten entweder ihre PPI-Medikation selbst zahlen mußten oder sich sehr häufig einer endoskopischen Inspektion und dem Nachweis einer Ösophagitis unterziehen mußten. Wie unterschiedlich diese gesundheitsökonomischen Faktoren auf das Kostenverhältnis zwischen operativer und medikamentöser Therapie einwirken, zeigt eine skandinavische Studie zur Kostenevaluation der Antirefluxchirurgie im Vergleich zur medikamentösen Therapie. Während in 3 skandinavischen Ländern die medikamentöse Therapie signifikant kostengünstiger als die chirurgische Therapie war, war das in Finnland nicht der Fall (Myrvold).

Literatur

Eypasch E, Neugebauer E, Fischer F, Troidl H (1997) Laparoscopic antireflux surgery for gastroesophageal reflux disease (GERD). Results of a consensus development conference. Surg Endosc 11: 413–426

Fuchs KH, Feussner H, Bonavina L, Collard JM, Coosemans W, for the European Study Group for Antireflux Surgery (1997) Current status and trends in laparoscopic antireflux surgery: results of a consensus meeting. Endoscopy 29: 298–308

Dent J, Holloway RH, Toouli J, Dodds WJ (1988) Mechanisms of lower oesophageal sphincter incompetence in patients with symptomatic gastro-oesophageal reflux. Gut 29: 1020–1028

Larrain A, Carrasco E, Galleguillos F, et al (1991) Medical and surgical treatment of nonallergic asthma associated with gastroesophageal reflux. Chest 99: 1330–1335

Allen CJ, Anvari M (1998) Gastro-oesophageal reflux related cough and its response to laparoscopic fundoplication. Thorax 53: 963–968

So JB, Zeitels SM, Rattner DW (1998) Outcomes of atypical symptoms attributed to gastroesophageal reflux treated by laparoscopic fundoplication. Surgery 124: 28–32

Kahrilas PJ (2001) Surgical therapy for reflux disease. JAMA 285: 2376

Grande L, Toledo-Pimentel V, Manterola C, Lacima G, Ros E, Garcia-Valdecasas JC, Fuster J, Visa J, Pera C (1994) Value of Nissen fundoplication in patients with gastro-oesophageal reflux judged by long-term symptom control. Br J Surg 81: 548–550

Hinder RA, Filipi CJ, Wetscher G, Neary P, DeMeester TR, Perdikis G (1994) Laparoscopic Nissen fundoplication is an effective treatment for gastroesophageal reflux disease. Ann Surg 220: 472–483

Allgood PC, Bachmann M (2000) Medical or surgical treatment for chronic gastro-oesophageal reflux? A systematic review of published evidence of effectiveness. Eur J Surg 166: 713–721

Lundell L, Miettinen P, Myrvold HE, Pedersen SA, Liedman B, Hatlebakk JG, Julkonen R, Levander K, Carlsson J, Lamm M, Wiklund I (2001) Continued (5-year) followup of a randomized clinical study comparing antireflux surgery and omeprazole in gastroesophageal reflux disease. J Am Coll Surg 192: 172–179 (discussion 179–181)

Klinkenberg-Knol EC, Nelis F, Dent J, et al (2000) Long-term Omeprazole treatment in resistant gastroesophageal reflux disease: efficacy, safety, and influence on gastric mucosa. Gastroenterology 118: 661–669

Campos GM, Peters JH, DeMeester TR, Oberg S, Crookes PF, Tan S, DeMeester SR, Hagen JA, Bremner CG (1999) Multivariate analysis of factors predicting outcome after laparoscopic Nissen fundoplication. J Gastrointest Surg 3: 292–300

Ritter M,, Peters JH, DeMeester TR, et al (1998) Outcome after laparoscopic funcoplication is not dependent on a structurally defective lower esophageal sphincter. J Gastrointest Surg 2: 567–572

Myrvold HE, Lundell L, et al, and the Nordic GERD Study Group (1997) The cost of Omeprazole versus open anti-reflux surgery in the long-term management of reflux esophagitis. Gastroenterology 114: G0973

Spechler SJ, Lee E, Ahnen D, Goyal RK et al (2001) Long-term outcome of medical and surgical therapies for gastroesophageal reflux disease. JAMA 285: 2331–2338

Die laparoskopische Technik

Durch Einführung der laparoskopische OP-Technik hat sich die Anzahl der Antireflux-Operationen in Deutschland mindestens verdreifacht, eher verfünffacht (Fuchs). Das reduzierte Zugangstrauma erscheint für die Patienten von großem Vorteil. Nach Absolvierung der Lernkurve war es naturgemäß sehr schwierig, in großen randomisierten Studien den Vorteil der laparoskopischen Technik zu überprüfen, da die Patienten sich sehr häufig ausdrücklich für die laparoskopische Zugangstechnik entschieden. Trotzdem wurden insgesamt 3 randomisierte Studien in den vergangenen Jahren durchgeführt und publiziert. Diese Studien endeten mit einem kontroversen Ergebnis (Tabelle 3):

Laine et al., 1997: In der 1. publizierten Studie von 1997 wurden bei allen Patienten eine lap. Fundoplicatio nach Nissen durchgeführt. In der laparoskopischen Technik dauerten die Operationen ca. eine halbe Stunde länger. Unterschiede in der Morbidität gab es nicht, es gab jedoch signifikante Unterschiede für die Dauer der Hospitalisation und der Krankschreibung. Bezüglich der Säureexposition in der Speiseröhre ergab sich bei den Kontrolluntersuchungen nach 1 Jahr bei den laparoskopischen ein signifikanter Vorteil in der Refluxkontrolle. Die Dysphagie-Rate unterschied sich nicht.

Bais et al., 2000: Die 2. niederländische randomisierte Studie wurde frühzeitig abgebrochen, da die Gruppe mit laparoskopischer Nissen-Fundoplicatio einen signifikant höheren Dysphagie-Anteil hatte im Vergleich zur konventionellen Technik. Insbesondere unter laparoskopisch aktiven Chirurgen wurde diese Studie sehr kritisch diskutiert.

Zum Zeitpunkt der Publikation lagen in vielen laparoskopischen Zentren Erfahrungen mit mehreren 100 laparoskopische Antirefluxoperationen pro Zentrum vor mit vertretbar niedriger Dysphagie-Rate, so daß man diese Studie nicht als repräsentatives Ergebnis

Tabelle 3 Randomisierte Studien im Vergleich der konventionellen mit der laparoskopischen Antirefluxchirurgie

Autor, Jahr	Patientenkollektiv	Zeitraum	Konv. vs. lapar. N	Ergebnisse			
				Krankenhaustage	**Krankschreibung**	**Symptomfreiheit**	**pH-Metrie normal**
Laine et al., 1997	Refluxpatienten mit Ösophagitis oder Barrett	4/92-6/95	55 vs. 55	6,4 (4-14) 3,2 (2-5)	37 (20-60) 15 (3-27)	70% 83% (1 Jahr, n.s.)	68% 97% (1 Jahr, p < 0,005)
				Morbidität (N)	**Dysphagie (N)**	**Refluxrezidiv (N)**	**Intrathorakale Hernierung (N)**
Bais et al., 2000	Refluxpatienten, die PPI benötigen	1/97-8/98 Studienabbruch	46 vs. 57	10 (21%) 6 (11%) (n.s.)	0 7 (12%) (3 Monate, p < 0,02)	1 (2%) 2 (4%) (3 Monate, n.s.)	0 2 (4%) (3 Monate, n.s.)
				Analgesie (Morphin mg)	**Lungenfunktion (Vitalkapazität)**	**Krankenhaustage**	**Krankschreibung (Tage)**
Nilsson et al., 2000	Refluxpatienten	4/95-12/97	30 vs. 30	67 (0 – 360) 34 (0 – 216)	2,2 (1,3 – 3,9) 3,2 (1,5 – 5,7) (p < 0,01)	3 (2-10) 3 (2-6) (p < 0,05)	32 (13-139) 27 (7-126) (n.s.)

ansehen sollte (Dallemagne, Perdikis, Hunter, Zaninotto) (Evidenztyp III).

Von vielen Chirurgen wurde diese Studie dahingehend interpretiert, daß die lap. Fundoplicatio erhebliche Anforderungen an die Technik mit einer entsprechenden Lernkurve stellt und man diese Technik möglicherweise in spezialisierten Zentren anbieten sollte.

Nilsson et al., 2000: In der 3. Studie zum Vergleich der laparoskopischen Technik wurde für letztere ein signifikant geringerer Schmerzmittelverbrauch, eine bessere postoperative Lungenfunktion und ein kürzerer Krankenhausaufenthalt nachgewiesen.

Die chirurgische Behandlung der gastroösophagealen Refluxkrankheit stellt eine Korrektur einer gutartigen Funktionsstörung dar. Hierbei hat das langfristige Endergebnis und die erreichte Lebensqualität des Patienten die absolute Priorität unabhängig von der chirurgischen Zugangstechnik. Das heißt: Nur bei entsprechender Erfahrung und damit verbundener geringer Morbidität für den Patienten kann mit der laparoskopischen Technik ein Vorteil für den Patienten gegenüber der konventionellen Technik bezüglich kürzerer Verweildauer im Krankenhaus, weniger Schmerzmittelverbrauch durch das geringere Zugangstrauma erreicht werden (Evidenztyp I/III).

Literatur

Fuchs KH, Heimbucher J, Freys SM, Fein M, Thiede A (1998) Laparoskopische Antirefluxchirurgie – Erfahrungsbericht aus Deutschland. Zentralbl Chir 123: 1152–1156

Laine S, Rantala A, Gullichsen R, Ovaska J (1997) Laparoscopic vs conventional Nissen fundoplication. A prospective randomized study. Surg Endosc 11: 441–444

Bais JE, Bartelsman JF, Bonjer HJ, Cuesta MA, Go PM, Klinkenberg-Knol, EC, van Lanschot JJB, Nadorp JH, Smout AJ, van der Graaf Y (The Netherlands Antireflux Surgery Study Group) (2000) Laparoscopic or conventional Nissen fundoplication for gastroesophageal reflux disease: randomized clinical trial. Lancet 355: 170–174

Nilsson G, Larsson S, Johnsson F (2000) Randomized clinical trial of laparoscopic versus open fundoplication: blind evaluation of recovery and discharge period. Br J Surg 87: 873–878

Dallemagne B, Weerts JM, Jehaes C, Markiewicz S (1996) Causes of failures of laparoscopic antireflux operations. Surg Endosc 10: 305–310

Zaninotto G, Molena D, Ancona E, and the Study Group for the Laparoscopic Treatment of Gastroesophageal Reflux Disease of the Italian Society of Endoscopic Surgery (2000) A prospective multicenter study on laparoscopic treatment of gastroesophageal reflux disease in Italy. Surg Endosc 14: 282–288

Hunter JG, Smith CD, Branum GD, et al (1999) Laparoscopic fundoplication failures. Ann Surg 230: 595–606

Perdikis G, Hinder RA, Lund RJ, Raiser F, Katada N (1997) Laparoscopic Nissen fundoplication: Where do we stand? Surg Laparosc Endosc 7: 17–21

Meßparameter für Erfolg oder Mißerfolg

Aus den vorliegenden randomisierten und Kohortenstudien ergeben sich 2 Untergruppen, denn es muß nach objektivierbaren und subjektiven Meßparametern differenziert werden:

Objektive Meßparameter:

Behar et al. 1975	Ausschluß von Reflux nach 1 Jahr (Säureperfusionstest) Anstieg des Sphinkterdrucks (LES)
Larrain et al. 1991	Reduzierung der notwendigen Medikation zur Kompensierung der pulmonalen Symptome nach 6 Monaten pH-Metrie zum Ausschluß von Reflux nach 2 Monaten Lungenfunktionstest nach 6 Monaten Endoskopie mit Status „abgeheilte Ösophagitis“
Spechler et al. 1992	Reduktion des Ausmaßes der Ösophagitis nach 1 Jahr mean des prozentualen Anteils p<4 nach 1 Jahr Anstieg des unteren ösophagealen Sphinkterdrucks in den ersten beiden Jahren
Ortiz et al. 1996	endoskopischer Ösophagitisstatus abgeheilte Stenoserate Längenabnahme des Barrett-Segmentes
Lundell et al. 2001	verstrichene Zeit, bis Therapieversager eintritt (Kriterien: mäßiges bis schweres Sodbrennen oder Säureregurgitation, Ösophagitis > Grad 2, mäßige bis schwere Dysphagie oder Odynophagie).

Als objektive Meßgrößen müssen noch das Kriterium „Lebensqualität“ zugezogen werden sowie Kosten und Inzidenz der Nebenwirkungen der Behandlung sowie die Invalidität, auch wenn dies in den randomisierten Studien nicht aufgeführt ist.

Subjektive Meßkriterien:
In den randomisierten wurden als subjektive Meßkriterien verwendet:

Behar et al. 1975	Symptomscore nach 1 Jahr

Larrain et al. 1991	Verbesserung der asthmatischen Beschwerden nach 6 Monaten Patient frei von respiratorischen Symptomen nach 6 Monaten
Spechler et al. 1992	Durchschnittsniveau der Krankheitsaktivität nach 12 Monaten Patientenzufriedenheit mit Therapie über 24 Monate
Esandell et al. 1996	Symptomscore
Lundell et al. 2001	Prävalenz von Symptomen nach 3 bzw. 5 Jahren

Im EAES-Konsensus-Report (Eypasch) wird betont, daß wichtige Endpunkte des Erfolges einer konservativen oder chirurgischen Therapie ein Mosaik von verschiedenen Kriterien sein muß, da weder die klinische Symptomatik noch funktionelle Kriterien noch die tägliche Aktivität des Patienten während/nach der Therapie und Lebensqualitätserfassungen als isoliertes Kriterium allein aussagefähig sind. Eine komplette Erfassung des posttherapeutischen Ergebnisses muß deswegen die Symptome eines Patienten sowie seine tägliche Aktivität und die Lebensqualität beinhalten.

In den randomisierten Studien, die diese Therapieformen vergleichen, fehlt das Kriterium der Lebensqualität bisher völlig, obwohl Messungen der Lebensqualität in der Lage sind zu beurteilen, in welchem Ausmaß das Leben eines jeden Patienten in seinen verschiedenen Dimensionen von der Symptomatik bis zu den täglichen Aktivitäten oder seinen emotionalen Status durch eine bestimmte Erkrankung eingeschränkt werden bzw. durch die Therapie eingeschränkt oder verbessert wird. Diese Instrumente sind besonders wichtig bei multifaktoriell bestimmten Erkrankungen wie der gastroösophagealen Refluxkrankheit. In den meisten Untersuchungen wird das Auftreten von Symptomen oder funktionellen bzw. morphologischen Kriterien der Erkrankung als Maß für den Mißerfolg einer Therapie angesehen. Hierzu gehören:

- Wiederauftreten oder Persistieren von Refluxsymptomen
- Auftreten von neuen Symptomen, die vor der Therapie nicht bestanden
- Notwendigkeit einer erneuten Therapie

Aufgrund der Untersuchungen in den letzten Jahren wurde deutlich, daß bei vielen Patienten mit GERD genaue Messungen der präoperativen und postoperativen Symptome zeigen, daß postoperativ eine Reihe von dyspeptischen und anderen abdominellen Symptomen persistieren, die bereits präoperativ existierten, von den Patienten aber vor der Operation nicht erkannt wurden bzw. für sie nicht als relevant angesehen wurden (Lundell, Bammer).

Dieses Problem ist gegenwärtig ein Grund für kontroverse Diskussionen bezüglich der erneuten Medikamenten-, insbesondere PPI-Einnahme nach Antirefluxchirurgie. In einer prospektiven Beobachtungsstudie und einer kontrollierten Vergleichsstudie wurde nachgewiesen, daß 5–10 Jahre nach der Antirefluxchirurgie 30–60 % der Patienten wiederum Medikamente gegen verschiedene Symptome einnehmen (Bammer, Spechler). In einer Analyse wurde erarbeitet, daß diese Symptome bereits vorher bestanden und von der Operation langfristig nicht korrigiert werden konnten (Bammer). Diese Symptome können von der Antirefluxoperation nicht positiv beeinflußt werden, tragen aber zur Einschränkung des Operationserfolges bei (Tamm, Spengler, Dickes, Hinder, Klise).

Literatur

Behar J, Sheahan DG, Biancani P, Spiro HM, Storer EH (1975) Medical and surgical management of reflux esophagitis. N Engl J Med 293: 263–268

Larrain A, Carrasco E, Galleguillos F, et al (1991) Medical and surgical treatment of nonallergic asthma associated with gastroesophageal reflux. Chest 99: 1330–1335

Spechler SJ, and the department of veterans affairs gastroesophageal reflux disease study group (1992) Comparison of medical and surgical therapy for complicated gastroesophageal reflux disease in veterans. N Engl J Med 326: 786–792

Ortiz EA, Martinez de Haro LF, Parrilla P, Morales G, Molina J, Bermejo J, Liron R, Aguilar J (1996) Conservative treatment versus antireflux surgery in Barrett's oesophagus: long-term results of a prospective study. Br J Surg 83: 274–278

Lundell L, Abrahamsson H, Ruth M, Sandberg L, Olbe L (1991) Lower esophageal sphincter characteristics and esophageal acid exposure following partial or 360° fundoplication: Results of a prospective, randomized, clinical study. World J Surg 15: 115–121

Eypasch E, Neugebauer E, Fischer F, Troidl H (1997) Laparoscopic antireflux surgery for gastroesophageal reflux disease (GERD). Results of a consensus development conference. Surg Endosc 11: 413–426

Lundell L, Abrahamsson H, Ruth M, Rydberg L, Lonroth H, Olbe L (1996) Long-term results of a prospective randomized comparison of total fundic wrap (Nissen-Rossetti) or semifundoplication (Toupet) for gastro-oesophageal reflux. Br J Surg 83: 830–835

Lundell L, Miettinen P, Myrvold HE, Pedersen SA, Liedman B, Hatlebakk JG, Julkonen R, Levander K, Carlsson J, Lamm M, Wiklund I (2001) Continued (5-year) followup of a randomized clinical study comparing antireflux surgery and omeprazole in gastroesophageal reflux disease. J Am Coll Surg 192: 172–179 (discussion 179–181)

Bammer T, Achem SR, DeVault KR, et al (2000) Use of acid suppressive medications after laparoscopic antireflux surgery: prevalence, clinical indications and causes. Gastroenterology 78: 2586

Langzeitergebnisse der Antirefluxchirurgie

Zusammenfassend kann aus den vorliegenden Ergebnissen der prospektiven Studien z.T. auch von randomisierten Studien eine Erfolgsrate zwischen 83 und 95 % bis 5 Jahre, 5–10 Jahre von 66–96 % und länger als 10 Jahre von 56–85 % erreicht werden. In der laparoskopischen Technik liegen die Erfolgsraten ähnlich hoch mit 85–95 % im Überblick bis 5 Jahre, während in der einzig verfügbaren Studie mit Ergebnissen länger als 5 Jahre eine Erfolgsrate von 85 % angegeben wird (siehe Tabellen 4–8).

Tabelle 4 Offene Technik bis 5 Jahre

Autor	Jahr	Follow-up (Jahre)	n	(sehr) gute Ergebnisse (%)	Reflux-Rezidive (%)	Dysphagie >3 Mon. (%)	Gas-Bloat-Syndrom (%)	Komplikationen (%)	Letalität (%)
Shirazi	1987	1-10	150	95	10	0,6	-	-	0
DeMeester	1986	4,8	100	90	6	14	11	12	1
Stuart	1989	3,2	31	94	6	0		9,7	0
Thor	1989	4,2	12		67	18		25	0
Mughal	1990	4	126	83	6	4,8			

Tabelle 5 Offene Technik länger als 5 Jahre

Autor	Jahr	Follow-up (Jahre)	n	(sehr) gute Ergebnisse (%)	Reflux-Rezidive (%)	Dysphagie >3 Mon. (%)	Gas-Bloat-Syndrom (%)	Komplikationen (%)	Letalität (%)
Ellis	1985	6	79	66	10	0,8		11,6	0
Stipa	1989	7	40	87	10	10	40	5	
Bjerkeset	1992	6	82	96	3	0	24	3,7	0
Martinez	1992	6,6	51	88	1	0		23,5	0
Hill	1994	7	31	80	20	4		9,7	0

Tabelle 6 Offene Technik länger als 10 Jahre

Negre	1983	10	60	82	12	10	33		
Ackermann	1988	15	257	75	21	28	50		
Walker	1992	13	26			16	0		
Luostarinen	1993	20	25	56	4	16			0
Grande	1994	20	160	85	4	1	7,6	19	2

Tabelle 7 Laparoskopische Technik bis 5 Jahre

Dallemagne	1996	16-44	503	93	1	2,1		2,3	0
Hinder	1994	6-32	198	97	1	4,5		5,9	0,5
Perdikis	1997	0-36	2453	87-100	3,4	5,5		5,8	0,2
Jamieson	1994	3-20	155		1,3	14,8	0	9,6	0,6
Fuchs	1997	1-56	221	90	1,8	1,4	-	14	0
Peters	1998	8-60	100	94,7	2,1	7,4	44,2	4,2	0
Zaninotto	2000	1-25	513	81-97	8,5	0	14,7	7,3	0

Tabelle 8 Laparoskopische Technik länger als 5 Jahre

Bammer	2000	>5 J	89	82	18	9	4	-	-

Aus den großen publizierten Serien der vergangenen Jahre (vgl. Ergebnis-Tabellen) kann das Risiko einer letalen Komplikation mit deutlich unter 1 % eingeschätzt werden. In den publizierten größeren Patientenkollektiven mit 4143 Patienten (siehe Tabelle) starben insgesamt 6 Patienten (0,14 %). Selbstverständlich muß die Letalität in der klinischen Routine als etwas höher angesehen werden, da sie erfahrungsgemäß in den nicht publizierten Serien mindestens so hoch ist wie in den publizierten Kollektiven.

In einer finnischen Publikation von 5 502 Antireflux-Operationen zwischen 1997 und 1996 wurden 3993 Operationen offen durchgeführt und 21,1 % laparoskopisch. Unter diesen Operationen wurden 43 fatale oder lebensbedrohliche Komplikationen (Prävalenz 0,8 %) gezählt. 22 dieser Komplikationen folgten primär offenen Fundoplicationes (0,6 %), 15 folgten laparoskopischen Fundoplicationes (Prävalenz 1,3 %). Dieser Unterschied war statistisch signifikant mit einem p-Wert von 0,05. Die gesamte Mortalität betrug 0,3 %. 9 Patienten (0,2 %) starben nach offenen Fundoplicationes, 1 Patient (0,1 %) starb nach laparoskopischer Fundoplicatio. Dieser Unterschied war nicht signifikant (Rantanen 1999).

Die Berichte über die konservative Therapie und ihre Komplikationen, insbesondere letale Komplikationen sind sehr spärlich. Denkbar sind jedoch letale Komplikationen unter konservativer Therapie durch Aspiration, Komplikationen durch endoskopische Kontroll-Untersuchungen und Bougierungen. Die gegenwärtige konservative Therapie mit Protonenpumpeninhibitoren kann auch in der Langzeittherapie als sichere Methode angesehen werden (Klinkenberg-Knol). Rantanen hat wiederum die gut dokumentierten Ergebnisse der konservativen Therapie in Finnland publiziert (Rantanen 1999). In den Jahren 1990–1995 wurden hierbei 52 verstorbene Patienten als Ergebnis der gastroösophagealen Refluxkrankheit nicht assoziiert mit einer Malignität festgestellt. Die Mortalitätsrate betrug somit 0,20 pro 100000 Einwohner pro Jahr. Es ist zu beachten, daß 23 der verstorbenen Patienten sich in einer permanenten stationären Versorgung befanden. Auch ist zu beachten, daß 44 Patienten (85 %) neben ihrer Refluxkrankheit mindestens eine weitere Nebenerkrankung hatten. Nur bei 3 Patienten war in der Vorgeschichte eine Antireflux-Operation durchgeführt worden. Die Antireflux-Operation war bei diesen Patienten jedoch nicht effektiv und die Patienten standen unter konservativer Therapie.

Die häufigste Todesursache war hämorrhagische Ösophagitis in 27 Patienten (51 %). Aspirationspneumonie lag vor in 18 Patienten (34,6 %) und eine Perforation eines ösophagealen Geschwüres war in 5 % Ursache des fatalen Verlaufs (9,6 %). Weitere Ursachen waren eine Ösophagusruptur in 2 Patienten (3,8 %).

Sachverzeichnis